DESPÍDETE DEL DOLOR

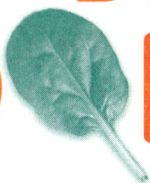

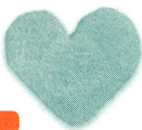

Dra. Carla Méndez Losi

@carleme

DESPÍDETE DEL DOLOR

Descubre la alimentación
antiinflamatoria basada
en vegetales para superar
el dolor crónico

Diana

Obra editada en colaboración con Editorial Planeta – España

© Carla Méndez Losi, 2024

© de la maquetación interior, sacajugo.com
© de las ilustraciones del interior, freepik.es

Diseño de portada: Planeta Arte & Diseño / Stephanie Iraís Landa Cruz
Imagen de portada: © Getty Images
Fotografía de la autora: © Archivo personal de la autora

© 2024, Editorial Planeta, S. A. – Barcelona, España

Derechos reservados

© 2025, Editorial Planeta Mexicana, S.A. de C.V.
Bajo el sello editorial DIANA M.R.
Avenida Presidente Masarik núm. 111,
Piso 2, Polanco V Sección, Miguel Hidalgo
C.P. 11560, Ciudad de México
www.planetadelibros.com.mx

Primera edición impresa en España: mayo de 2024
ISBN: 978-84-08-28694-3

Primera edición impresa en México: marzo de 2025
ISBN: 978-607-39-2442-9

Impreso en los talleres de Impregráfica Digital, S.A. de C.V.
Av. Coyoacán 100-D, Valle Norte, Benito Juárez
Ciudad De Mexico, C.P. 03103
Impreso en México - *Printed in Mexico*

A ti, que buscas despedirte de tu dolor,
te dedico este libro.

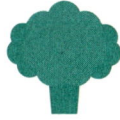

ÍNDICE

INTRODUCCIÓN

«¡Me duele!».

Eso le decía a mi madre cuando me desenredaba los «nidos de golondrina» que se me formaban en el cabello. Tendría unos ocho años, y por no peinarme bien (o no ponerle la suficiente atención) mi cabello rizado se iba enredando cada vez más, creando nudos imposibles de quitar.

Recuerdo un día, antes de ir a la escuela, ver un «nido de golondrina» gigante en la parte posterior de mi cabeza, y pensar: «Esto hay que cortarlo con tijeras, jamás va a salir». Pero tenía poco tiempo, así que busqué una solución rápida: ponerme unos pasadores atravesando el nido varias veces para intentar disminuir el volumen y aplastarlo. Así fui a la escuela, y cuando volví a casa mi madre se dio cuenta y me dijo: «Carla, vamos a sentarnos para desenredar el cabello ahora».

A mi cara de pánico y resignación le siguió mi madre sentándose en un banco con un peine pequeñito. En lo que a mí me pareció una eternidad, mi madre me iba desenredando el nudo paso a paso. Con cada trazo hacía que me doliera aún más el cuero cabelludo en la parte donde estaba el nudo, y, a esa edad, pensé que era el dolor más terrible que había sentido jamás.

Sin embargo, a lo largo de mi vida me he dado cuenta de que aquel no fue mi «peor» dolor. Lo supe cuando me dolió cada articulación de mi cuerpo impidiéndome caminar o vestirme. Cuando tenía migrañas que me impedían pensar. Cuando el dolor en mi pecho, producto de una cirugía y de la radioterapia contra el cáncer, me impidió mover el brazo o darme la vuelta en la cama durante años. Vivir con dolor fue la historia de mi vida, hasta que decidí cambiarla para dejar de sentirlo.

El dolor es una sensación compleja. Durante muchos años se ha considerado algo malo, pero es todo lo contrario. El dolor es el lenguaje del cuerpo señalando que algo no está bien y que se debe poner atención a lo que está sucediendo. Puede involucrar daño en los tejidos, ya sea porque te cortaste, te quemaste o te diste un golpe. O ser producto de una infección. Además, puede incrementarse la sensación de dolor por la interpretación de la realidad frente al daño potencial que percibimos en nuestra mente. Cuando vivimos en estado de temor, enojo o frustración, hay más dolor.

Millones de personas acuden al médico con dolores de cabeza, de estómago, de pecho, de garganta, lumbares... Hay tantos tipos de dolores como partes del cuerpo. Y hasta el dolor más pequeño hace que la vida no fluya. La prevalencia del dolor —es decir, la alta proporción de casos entre la población— ha dado lugar a una industria farmacéutica lucrativa, enfocada en la gestión del dolor, convirtiendo a los analgésicos en la solución preferida. Esto se transforma en un calvario para quien lleva años con dolor sin poder dejarlo atrás, saltando de pastilla en pastilla sin notar efectos duraderos.

Al usar solo fármacos para el dolor se dejan de lado las causas de fondo del problema, como cuando yo intenté utilizar pasadores para tapar el nido de golondrinas, en vez de peinarme a diario para evitar el dolor de los jalones desenredando mi cabello. La necesidad de abordar el dolor desde un enfoque global y holístico es más importante que nunca; un enfoque que no incluya solo medicamentos, sino también la alimentación, la eliminación de toxinas, el cambio de hábitos y el trabajo emocional. Y es que nuestro estilo de vida es lo que ha creado y mantenido el dolor en la mayoría de los casos.

Por mi experiencia, el primer paso para despedirte del dolor es cambiar tu plato. La alimentación basada en vegetales, rica en nutrientes y baja en productos procesados ha demostrado, con amplia evidencia científica hoy en día, prevenir y revertir enfermedades del mundo moderno, como la diabetes, la hipertensión, el alzhéimer y el cáncer.

En el contexto del dolor crónico, en diagnósticos que tienen un componente inflamatorio, como la migraña, la artritis, la fibromialgia, la endometriosis o el intestino irritable, comer más vegetales y menos alimentos procesados ayuda a reducir significativamente el dolor. Cambiar tu alimentación puede tener consecuencias tan radicales como reducir el dolor en un 80 % en quince días, como me pasó a mí.

Saber comer para eliminar el dolor va más allá de poner calorías en el plato. Saber comer se trata de hipernutrir tu cuerpo, y sobre todo saber por qué lo haces así. Por ejemplo, cuando aplicas estrategias para el control de la resistencia a la insulina —observada como picos de glucosa en sangre—, el sistema inmune puede hacer mejor su trabajo allí donde se necesite, la microbiota intestinal se regula y se desinflama el cuerpo, se corrigen desajustes hormonales de tiroides y ovarios, y hasta cambia el estado de ánimo. Comer más vegetales regulariza tu tránsito intestinal haciendo que vayas todos los días al baño, regularmente y sin problemas. Comer más vegetales incrementa tu hidratación y tus niveles de antioxidantes, por lo que tu piel empieza a estar más brillante. Hará que experimentes energía durante el día sin depender de estimulantes ni pasar muchas horas en la cama.

Además, reducir nuestra carga tóxica también mejora significativamente el dolor. A diario nos exponemos a cientos de moléculas bioquímicas sintéticas que alteran nuestro equilibrio. Desde el maquillaje hasta al combustible del coche, nuestro diseño humano solo puede soportar cierta cantidad de toxinas sin que se colapse el sistema. Enfocarnos en estrategias simples de tu día a día —como mejorar la calidad del agua y del aire, cambiar de pasta de dientes o jabón para la cara— reduce la carga tóxica de tu cuerpo y, por tanto, el dolor. Como suelo decir, si el punto es eliminar el dolor, no distraigas a tu sistema inmune con otras cosas que lo siguen golpeando e inflamando.

Si tu alimentación es nutritiva y reparadora, y has reducido tu carga tóxica, el cambio de hábitos es el siguiente paso fundamental para dejar ir al dolor. Porque, seamos claras, vivimos vidas estresadas, con traumas y conflictos, con patrones de sueño alterados y sin suficiente movimiento. Ya sabemos que debemos meditar, ser felices y quitarnos los zapatos en la playa, pero la inercia nos paraliza, y más si tenemos dolores y síntomas crónicos.

Somos seres de hábitos y nadie nace sabiendo y con experiencia. Si me llevó años aprender a peinarme para que no se crearan nudos en mi cabello, me llevó otro tanto aprender a cuidarme como era debido para superar el dolor. Al cuidar mi alimentación, mi ejercicio, mi sueño y mis emociones, el dolor se quedó en el pasado, como un recuerdo de lo que debió ocurrir para recuperar mi vida.

Si eres mujer y tienes dolor, este libro es para ti. Tu dolor es real. Y haré todo lo posible para que entiendas tu dolor, su origen y puedas aplicar estrategias que te permitan dejarlo atrás. Especialmente si tienes dolores de cabeza constantes, migrañas, fibromialgia, fatiga muscular, cansancio, dolor en las articulaciones, artritis, desajustes hormonales y retos digestivos. Dolencias que ahora afectan mucho más a menudo a las mujeres. Si eres hombre no huyas, todo lo que digo aquí podrá ser usado a tu favor para despedirte del dolor.

Mujer u hombre, este libro te educará sobre el dolor y cómo potenciar tu reparación celular reduciendo la inflamación. Asegúrate también de incorporar estos cambios con la ayuda, el soporte y la guía de profesionales de la salud. Aunque si te pasa como a mí —mis médicos no sabían mucho sobre nutrición o hábitos saludables—, es importante que puedas hablar con ellos desde un punto de vista de «paciente activo». Puede que tu caso les enseñe a cambiar el paradigma de la salud de «centrado en la pastilla» a «centrado en la alimentación y en los hábitos saludables».

Soy científica y docente, y mi experiencia profesional durante más de quince años me permite traducirte conceptos de una forma fácil. Y eso lo sé por los cientos de mensajes que recibo a diario en las redes sociales cuando ven mis videos y consejos. Escribí este libro contigo en mente, intentando resolver tus dudas y aportando claridad con evidencias y resultados. Pero si en algún momento sientes que algo te resulta muy técnico, no te preocupes, lo más importante siempre será muy sencillo de entender: comer más vegetales y trabajar tu tranquilidad es una excelente idea.

Como asesora, sé que todo lo nuevo cuesta más de la cuenta; por eso quiero anticiparme a todos los pensamientos saboteadores que pueden venirte durante este camino de transformación. Mi misión es que puedas superar esa barrera mental y trabajes por ti, no en tu contra. Así que, para empezar con buen pie, te regalo un audio con el que conocerás mi estrategia para construir una mentalidad antidolor, que escucha, que aprende y que también sana.

Escanea ahora el siguiente QR para escuchar el audio que preparé para ti.

Mi misión es ayudarte a encontrar tu camino y que tú sigas adelante.

Dra. Carla Méndez Losi
Creadora de @carleme
www.despidetedeldolor.com

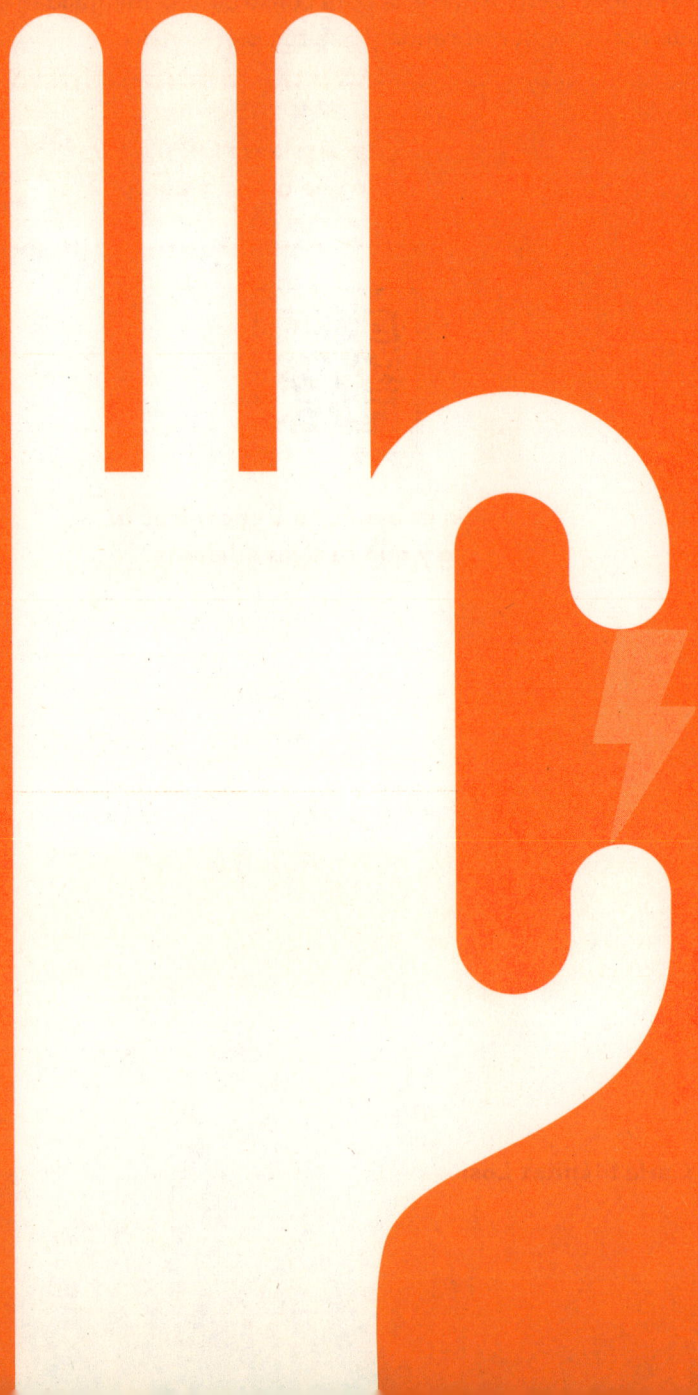

Parte 1

Entiende tu dolor

1

EL DOLOR ME CAMBIÓ LA VIDA

MI HISTORIA

Eran las dos de la tarde de un domingo lluvioso en Bilbao, y montada por primera vez en un muro de escalada, con los arneses y el casco puestos, me di cuenta de que mi dolor se había ido casi por completo. Parecía imposible, porque tan solo diez días atrás seguía padeciendo dolor crónico en las rodillas, las manos y toda mi columna.

Después de haber pasado toda la mañana en un circuito de actividades deportivas, subiéndome en bicicletas voladoras y cuerdas al estilo Tarzán, era momento de regresar a casa, a la realidad. En el autobús de regreso a San Sebastián, otra ciudad del Euskadi, me atreví a llamar a mi esposo Daniel para contarle mi gran aventura.

Él estaba de viaje en Alemania esa semana por trabajo, y a pesar de la mala señal por la lluvia, las montañas y las curvas angulosas de la carretera, pudimos hablar durante un rato.

—No lo vas a creer, pero hoy pasé un día estupendo y no me duele casi nada del cuerpo —le dije mientras me apretaba con las manos en varios sitios.

—Será la adrenalina, *amore* —dijo mi marido al otro lado del teléfono—. Seguramente mañana estarás adolorida, es lo típico de hacer ejercicio.

Nuestra conversación siguió con temas triviales sobre el tiempo, las compras del supermercado y no le dimos mayor importancia al tema de «casi no hay dolor».

Para mi sorpresa, al día siguiente no tuve dolor, ni al día siguiente después de ese. Hacía tan solo un par de semanas había iniciado una transformación de mi alimentación, y justo en ese preciso momento me di cuenta de que no había vuelta atrás. Recuperaría mi salud y le diría adiós al dolor para siempre.

Pero antes de contarte cómo logré despedirme del dolor y de más de treinta síntomas crónicos gracias a comer y beber más vegetales, quiero que sepas cómo apareció el dolor en mi vida.

El cáncer

A los treinta años me diagnosticaron un cáncer de mama triple positivo. Y, aunque este libro no hablará específicamente sobre el cáncer, sus mecanismos, o por qué pasa, te contaré que las estrategias que he aplicado desde ese entonces son las mismas para prevenir y revertir el crecimiento de células tumorales. Pero contaré esto con más detalle en otro libro..., seguro.

Era verano del 2017, y estaba terminando mi formación doctoral en la Universidad Autónoma de Madrid, en el Centro de Biología Molecular Severo Ochoa. Mi tesis se enfocaba en los mecanismos epigenéticos del ciclo celular, o lo que es lo mismo, cuándo y cómo se enciende un gen para vivir, morir o reparar a la célula.

A San Sebastián me fui de «retiro» a escribir mi tesis doctoral, y finalmente a vivir en la misma ciudad de mi esposo. Para ese entonces los dos éramos científicos de laboratorio. Él, físico, y yo, bióloga, y por nuestros trabajos tuvimos que vivir en ciudades diferentes durante varios años.

En esa ciudad frente al mar Cantábrico, al principio vivimos en un estudio pequeño, donde me sentaba ocho horas diarias a escribir el resumen de cuatro años de investigaciones y experimentos para mi tesis doctoral.

Un día, sin querer, me recliné para ver de cerca una imagen de microscopio de una célula fluorescente agrandada en la computadora, y sentí un bulto con el dorso de mi mano derecha. Me asusté. Mucho. Sabía lo que podía significar, tanto para lo bueno como para lo malo.

En menos de una semana fui a mis dos primeros médicos, una ginecóloga y un radiólogo privado. Me hicieron una ecografía y mi primera mamografía (iouch!). Se veía el bulto, pero todo parecía bien, no dolía. Así que me dijeron que no debía preocuparme. Pero no me despreocupé.

Busqué a mi médica de cabecera en la Seguridad Social a la semana siguiente, y le llevé todas las pruebas. En consulta me dijo:

—Eres demasiado joven para tener cáncer. Sin antecedentes familiares, comes bien, haces ejercicio... Yo te veré el próximo año y vamos a ir monitoreándote.

—Me gustaría hacerme una biopsia —le dije con un poco de miedo y autoridad—. Soy científica, y sé que es la prueba definitiva para saber que todo está bien.

—No lo creo conveniente, pero te veo muy alterada —me dijo ella mientras escribía en su computadora—. Voy a enviarte a otro especialista y que él decida los siguientes pasos.

Para la siguiente cita esperé un mes y medio. Me preocupaba y despreocupaba por momentos. Estaba viajando a menudo a Madrid para corregir el manuscrito de la tesis y así se pasó el tiempo. Fui a la nueva consulta, con una nueva ginecóloga, y volvió a evaluar mi caso.

—No considero hacer nada más —fueron sus palabras.

Hay un término en inglés, *gaslighting*, que se traduce como «un comportamiento en el que un médico u otro profesional de la salud descarta o minimiza los síntomas físicos de un paciente o los atribuye a otra cosa, como una condición psicológica». Por entonces, estaba desesperada. Me sentía invisible frente a los profesionales de la salud. Con la voz entrecortada por la frustración, le pedí de nuevo la prueba.

—Está bien, te enviaré con un especialista en el hospital, allí verán todo y si es necesario harán las pruebas. Ya con los resultados, nos veremos en un mes —dijo la médico.

Para mi sorpresa, en el hospital me hicieron una segunda mamografía (iotro ouch!) y la biopsia, finalmente. ¿Me creerás que estando en la sala, con una aguja gruesa en forma de pistola de silicona, tomando cinco trozos de tejido del bulto de mi mama derecha, la nueva médico volvió a recitar lo mismo que los profesionales anteriores?

—No creo que sea nada malo, tú tranquila.

Llegué a cuestionarme seriamente si era yo la que se estaba imaginando cosas. Eran cinco médicos diciéndome lo mismo. Cuando llegó el momento de la tan esperada cita con las pruebas hechas, fui yo sola a la cita, abrí la puerta y vi a una enfermera y a un nuevo médico, que era el reemplazo de la anterior.

La enfermera me siguió desde la puerta y me dijo que me sentara frente al escritorio. Todos nos sentamos. Mi médico abrió el sobre y dijo, sin previo aviso:

—Tienes cáncer.

Dejé de escuchar. De repente, tenía un pitido ensordecedor en los oídos.

Dicen que la respuesta ante el estrés es luchar, huir o paralizarse. Yo me paralicé. En ese minuto que me pareció una eternidad, pensé que tenía que decir algo o entender un poco más lo que me acababan de decir. Balbuceé unas palabras, no recuerdo muy bien qué dije, pero mi médico empezó a hacer garabatos con un bolígrafo azul sobre unos porcentajes sobre la carta. Al terminar, un par de minutos después, guardé los exámenes en mi bolsa y salí de la consulta entendiendo que me llamarían del hospital oncológico.

Mientras bajaba las escaleras de un primer piso, me permití volver a sentir. Ya no tenía que pretender que era fuerte. Se me llenaron los ojos de lágrimas. En el momento en que salí del consultorio médico, me desplomé en una banca de la calle a llorar durante diez minutos desconsoladamente. Sentí que era el peor momento de mi vida.

En resumen, decidí atravesar por todos los tratamientos oncológicos convencionales disponibles para alguien joven en el primer mundo. ¡Quería vivir! Así vinieron el tratamiento de fertilidad, la cirugía, la quimioterapia, la radioterapia, la inmunoterapia, la fijación de minerales (por la osteopenia consecuencia de los tratamientos) y la hormono-terapia.

> Cuando pensaba que ya había pasado todo lo malo, fue cuando vino lo peor: el dolor crónico.

Un mes después de iniciar la hormonoterapia, que es un tipo de tratamiento de castración hormonal de última generación, avalado con los mejores estudios científicos del momento, me fui apagando. Un día ya no pude mover mis manos sin que estuvieran entumecidas, toda la columna me dolía desde la cabeza al coxis, no podía girar bien la cabeza, las rodillas estaban rígidas y sentía agujas en mis pies nada más ponerlos en el suelo. Todo empeoraba, porque sentía mucho dolor como consecuencia de la cirugía y de la radioterapia en todo mi costado derecho, y no podía dormir. Podía pasar hasta tres días seguidos sin conciliar el sueño. Estaba muy débil.

Ese sí fue el peor momento de mi vida. Sentía que me estaba muriendo. Tenía treinta y un años, y mi cuerpo se comportaba como el de una anciana de noventa. Dormir dolía. Caminar dolía. Comer dolía. Vivir dolía.

EN LA ALIMENTACIÓN ENCONTRÉ LA SOLUCIÓN

En una revisión, mi oncóloga me dijo que yo era una del 20 % de mujeres a las que el tratamiento médico le causaba esa reacción. Así que la cambió por otra «menos fuerte», porque el tratamiento debía seguir «diez años más». El dolor disminuyó un poco durante el siguiente mes, pasó de un sólido 9.5 sobre 10 (siendo 10 mucho dolor) a un 6. Era lo suficiente como para continuar con mi vida. Y entre dosis, tomaba pastillas antiinflamatorias para sobrellevar el día a día.

Unos meses antes de que tuviera el diagnóstico del cáncer había empezado a hacer cambios en mi alimentación. Por la evidencia científica referente al cambio climático y a la salud en general, por aquel tiempo yo ya evitaba el consumo de carnes rojas, alimentos procesados y azúcar en casa. Aunque se trataba ya de un consumo ocasional, menos del 10 % de mi alimentación, todavía seguía consumiendo algunos productos como yogur, huevo, pescado, pan y algún dulce.

«La alimentación tiene que ver mucho con la salud», me decía a mí misma.

Aunque parecía que nadie a mi alrededor se tomaba lo de «comer bien» lo suficientemente en serio. Recuerdo lo que dijo mi oncóloga en una consulta: «Si se te antoja, puedes comerte un filete de carne con papas fritas, no pasa nada», y durante mis largas horas de tratamientos en el hospital nos ofrecieron solo bebidas azucaradas, pan blanco y dulces. Jamás vi durante mis visitas al hospital ofrecer fruta a alguien que quiere recuperar su salud.

En ese momento, mi sueño de volver a trabajar como científica se esfumó por el dolor de mis manos y mis rodillas artríticas. Sin embargo, tenía que volver a trabajar. En casa llevábamos meses solo con el sueldo de mi esposo, porque justo cuando vino el diagnóstico yo no tenía trabajo, y los pocos ahorros que teníamos se habían ido bastante rápido durante el tratamiento para hacer frente a gastos de la casa. Vivíamos en España desde hacía siete años, y no teníamos familia cerca que pudiera ayudarnos financieramente. Fueron meses retadores desde cualquier punto de vista.

Por ello, aunque me sintiera mal y apenas con fuerzas, decidí buscar trabajo en una oficina de seguros, donde aguanté seis meses. Me dolía mucho el cuerpo para estar tantas horas en la calle buscando clientes. Cambié de trabajo y empecé a vender bolsas en una tienda a diez minutos caminando de casa. No me podía sentar tampoco, el trabajo de almacén implicaba moverse activamente y mis piernas tenían neuropatías con entumecimiento y dolor muscular constante. A mi favor he de decir que eran pocas horas, y el sueldo era suficiente para poder comprar la comida de casa con un poco de ingenio.

El dolor seguía allí, punzante y constante, desde el amanecer hasta la noche. No se me olvidaba, aunque intentara hacer meditación. Por más que intentara relajarme, ahora me doy cuenta de que mi deterioro cognitivo, consecuencia de la quimioterapia, me impedía entender ciertas cosas. Me frustraba pensar que había hecho muchos cambios y no veía resultados. Había ido a varias revisiones médicas (y todo «bien»), al psicólogo y a terapia de grupo («la enfermedad hay que aceptarla»), a algún quiropráctico («porque todo comienza en la columna subluxada»), comía mejor que mi esposo, mejoraba algo, pero siempre volvía a las pastillas antiinflamatorias.

Mi sistema digestivo se había resentido mucho. No podía excederme con los medicamentos porque luego tenía que tomar protectores gástricos. Para no derrumbarme, me dije a mí misma que «siempre habría algo más que intentar». Cuando llegaba a casa y podía pensar durante algunos minutos, buscaba literatura científica y leía libros de expertos en varias materias.

Un día, encontré información sobre la alimentación basada en vegetales sin procesados. Algunos médicos en Estados Unidos la estaban utilizando desde hacía décadas para revertir dolencias crónicas, autoinmunes, diabetes, colesterol, hipertensión o alzhéimer de una manera completamente diferente a lo que se suponía que era tener una alimentación sana y equilibrada basada en vegetales de toda la vida. Una alimentación hipernutritiva antiinflamatoria. Y me pareció que tenía mucho sentido.

También me informé sobre beber jugos verdes como parte del tratamiento de hipernutrición para revertir la inflamación y acelerar procesos de desintoxicación gracias a los protocolos de Medical Medium. Los jugos de verduras ya me habían salvado de una cirugía de amígdalas cuando tenía cuatro años, cuando los antibióticos no hicieron efecto durante un año. Así que todo apuntaba al mismo camino. No tenía nada que perder. Bueno, sí, el dolor.

Me embarqué en un reto de dos semanas de comer exclusivamente vegetales, con un mínimo procesamiento y con jugos verdes. No le pregunté a nadie, tampoco teníamos dinero para acudir con un especialista de Estados Unidos en ese momento, pero era muy disciplinada y podíamos invertir en la comida del supermercado de mi zona.

Mi esposo estaba de viaje, así que me fue fácil no dar tantas explicaciones. A los diez días estaba en el muro de escalada con un 80 % menos de dolor. Ese era el camino.

—Pero ¿te estás alimentando bien, estás comiendo suficientes proteínas? —preguntaban mis médicos, mis conocidos, y hasta mi madre meses después.

—Me estoy alimentando tan bien que los síntomas se están desvaneciendo. La ciencia y la evidencia están ahí, tan solo hay que atreverse a aplicarlas —respondía a todas las personas curiosas e incrédulas.

La eliminación del cien por ciento del dolor en las articulaciones tardó unos cinco meses. Y en el camino, fui observando cambios maravillosos: a los dos meses empecé a dormir bien, incluso mejorando mis sueños (antes no podía soñar, y ahora estaba soñando a diario). En seis meses recuperé mis huellas dactilares, perdidas como consecuencia del tratamiento de quimioterapia.

Donde ningún medicamento o terapia pudieron llegar, llegó mi cuerpo bien nutrido, que hizo su trabajo a la perfección: repararse donde tenía que hacerlo.

Entre otros síntomas de los que me recuperé, se incluyen:

- Migrañas.
- Niebla mental.
- Pérdida de memoria.
- Fatiga muscular.
- Dolor en los ojos por fotosensibilidad.
- Neuropatías en las piernas.
- Dolor en las venas que recibieron la quimioterapia.
- Sensibilidad en los dientes.
- Dolor en las encías.
- Dientes amarillos.

- Ojos secos.
- Piel grasa y seca.
- Uñas débiles y quebradizas.
- Cabello apagado y quebradizo.
- Reflujo gástrico (presente desde mi adolescencia).
- Osteopenia.
- Pies y manos frías.
- Síndrome de ovario poliquístico.
- Resistencia a la insulina.
- Reglas dolorosas e irregulares.
- Palpitaciones.
- Bochornos.
- Tics y espasmos musculares.
- Infecciones de vías urinarias y vaginales recurrentes.
- Infecciones de garganta reiteradas.
- Adicción al azúcar y alimentos procesados.
- Pensamientos y comportamientos obsesivos.
- Traumas del pasado.
- Ansiedad.

Hay dolores y síntomas que todavía persisten, como la fibrosis por radioterapia. Aunque mi dolor se redujo un 95 %, sigo trabajando por estar mejor cada día.

Cuando comencé a compartir mi experiencia en redes sociales y otras personas pusieron en práctica mis consejos, me empezaron a llegar mensajes de todas partes del mundo de personas —sobre todo mujeres— que estaban eliminando el dolor, mejorando su digestión, eliminado sus alergias y muchas cosas más; entonces decidí dedicarme a enseñar este camino de forma profesional.

Así comenzó mi nueva vida como asesora de *Mujer vital*, un programa en línea para mujeres, enfocado en la alimentación basada en vegetales sin productos procesados, con hábitos saludables antiinflamatorios y el trabajo de las emociones para eliminar el dolor por artritis, migrañas y fibromialgia, y otros problemas digestivos y emocionales (además de todos los síntomas asociados a la inflamación).

Debo advertirte que la alimentación es la base para que todo lo demás funcione. Porque un cerebro bien hidratado y con energía puede meditar y sanar traumas. Un intestino que evacúa constantemente y bien elimina las toxinas acumuladas. Un estómago fuerte te ayuda a absorber nutrientes, vitaminas y minerales. Unos músculos sin dolor pueden permitirte hacer ejercicios de fuerza. Un cuerpo que funciona te permitirá trabajar e incorporar otras maravillosas estrategias de sanación. Una vida sin limitaciones físicas te permitirá cumplir tus sueños de viajar, tener vida social, ser madre o jugar con tus nietos en el futuro. Todo es importante en el círculo de la recuperación, y todo comienza cambiando tu alimentación.

LOS HOMBRES TIENEN DOLOR, LAS MUJERES MÁS

«Amor, me quedo en casa este fin de semana, porque tengo .... y me duele mucho».

Rellena el espacio en blanco con alguna dolencia que padezcas. Si hiciéramos este ejercicio durante un mes, ¿quién diría esto más a menudo?, ¿una mujer o un hombre?

Las mujeres tenemos el doble de prevalencia de dolores de cabeza, migrañas, artritis reumatoide, de cuello, de espalda y otro tipo de dolores musculoesqueléticos, como la fibromialgia. Así lo indica el estudio mundial sobre enfermedades en su informe de 2019. Y básicamente lo que quiere decir es que, por cada hombre con dolor, hay al menos dos mujeres que padecen dolor también.[1]

Si a eso añadimos la prevalencia de dolores pélvicos en la etapa fértil, cuando un 80 % de las mujeres reportan tener dolores de regla en algún punto de su vida, es fácil pensar que, si alguien tiene dolor en casa, sea una mujer.[2]

Por esta misma razón, en 2023 en España se creó una ley de incapacidad laboral por menstruaciones dolorosas, producto de condiciones inflamatorias como endometriosis, miomas, síndrome de ovario poliquístico y enfermedad inflamatoria pélvica.[3] Esta ley reconoce por primera vez el dolor femenino como algo incapacitante que interrumpe el desempeño normal en nuestro día a día y en nuestro trabajo. Mes tras mes y durante años.

Recuerdo que la primera vez que tuve la regla a mis trece años fue un caos. Durante los siguientes seis meses, en cada ciclo, tenía cólicos muy fuertes, me dolía desde la cadera hasta el tobillo, me despertaba y no quería ir a la escuela. Aprendí rápidamente a acallar el dolor, tomando analgésicos o la píldora anticonceptiva, que me recetó mi ginecólogo de aquel momento. No era la única, a la mayoría de mis compañeras también les sucedía lo mismo. Sin embargo, jamás escuché a ninguno de mis compañeros varones en la escuela quejarse de algún dolor recurrente, a no ser que fuera por haberse torcido un tobillo jugando basquetbol.

Cuando hablamos de dolor, no hay igualdad de género. Las mujeres podemos sufrir dolor con mayor frecuencia y tener un umbral de tolerancia más bajo que los hombres. En la última década se ha intentado entender por qué las mujeres sufren más dolor que los hombres, y existen varias hipótesis o posibles explicaciones, tanto de tipo genético, como relacionadas con el estilo de vida, la edad, las enfermedades de base inflamatoria previas y las diferencias hormonales.

No quiero culpar a las hormonas del dolor de las mujeres, pero algo tienen que ver. La testosterona (que es la hormona masculina) posee propiedades protectoras antidolor, lo cual, si eres hombre, es fenomenal, porque la mantienes estable casi toda la vida. Por otro lado, el nivel de estradiol y la progesterona (las hormonas femeninas) provocan una mayor sensibilidad al dolor, y este es un punto desfavorable para las mujeres que todos los meses tienen la menstruación, con subidas y bajadas de los niveles de estas hormonas en su ciclo.

Más allá de cuestionarnos por qué las hormonas femeninas pueden hacernos sentir más dolor que a los hombres, en primer lugar debemos preguntarnos cómo tener un equilibrio hormonal adecuado, para que nuestro cuerpo, si el dolor viene, pueda responder de forma correcta.

Además, las mujeres tenemos un cerebro que funciona de forma diferente que el de los hombres. Un estudio sobre migrañas con aura, realizado por la Universidad de Harvard, encontró que cuando hay dolor y se aplica más calor de lo normal, las mujeres tenemos una mayor activación de las zonas que procesan las emociones.[4] Esto podría explicar por qué sentimos «más malestar» a pesar de que la intensidad de nuestro dolor sea similar a la de los hombres.

Hay muchos sesgos en la investigación y el tratamiento del dolor. Durante años, la mayoría de los estudios se han hecho en hombres o en modelos animales machos sin tener en cuenta a la población femenina. Por otro lado, en lo que respecta a los tratamientos, no existen opciones farmacológicas desarrolladas específicamente para mujeres, de modo que el tratamiento médico «estándar» presenta una eficacia limitada frente al dolor y provoca efectos secundarios problemáticos.

No estoy negando que los hombres también sienten dolor. Todos podemos padecer dolor y los detonantes que lo generan, independientemente del género y la edad. Si eres hombre y tienes dolor, este libro también te ayudará. Si eres hombre y no tienes dolor, pero tu esposa, tu hija, tu madre o tu hermana sí lo sufren, y te «duele» no saber qué hacer, te invito a leer las siguientes páginas y formar parte del apoyo que ella o ellas necesitan.

EL MÉTODO ANTIDOLOR

El método que verás en este libro, y el que pongo en práctica en mis asesorías, está basado en tres pilares: la eliminación de toxinas, la nutrición antiinflamatoria basada en vegetales y la elevación emocional. O como lo llamo yo: el método ENE. En conjunto, este será el soporte de tu salud, como los pilares que sostienen un palacio.

El método ENE antidolor

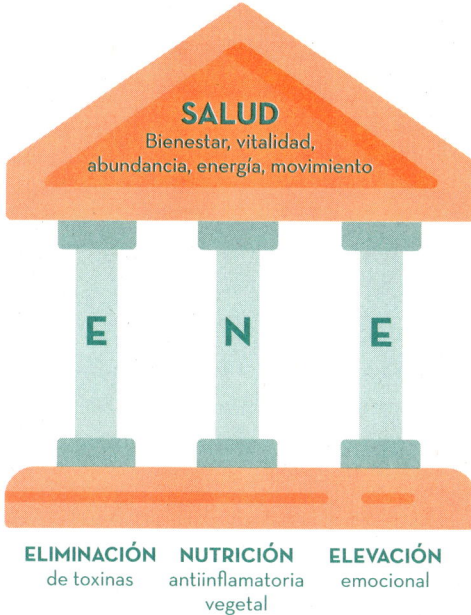

SALUD
Bienestar, vitalidad,
abundancia, energía, movimiento

E N E

ELIMINACIÓN
de toxinas

NUTRICIÓN
antiinflamatoria
vegetal

ELEVACIÓN
emocional

El método ENE pretende ser una guía organizada paso a paso para hacer cambios que te permitan avanzar, tomando en cuenta tu cuerpo como un todo. Porque el intestino no está desconectado del cerebro; las hormonas no están desconectadas del estrés; ni el dolor de cadera, del desayuno; ni tu pasta de dientes, de tu hígado. Si seguimos abordando el dolor y los síntomas crónicos como una pieza de LEGO aislada, la alimentación, la meditación o los medicamentos no serán efectivos al cien por ciento.

Con la **eliminación de toxinas,** buscamos entender las fuentes de toxicidad a las que estamos expuestos para poder actuar y reducir la carga tóxica tanto de tus hábitos como del medioambiente o de tu alimentación, así como poner atención a tus traumas emocionales. Cuando sabes lo que genera estrés en tu cuerpo puedes buscar estrategias para superar esos obstáculos. Exploraremos estas ideas en la primera y la segunda parte de este libro.

Cuando hablo sobre **nutrición antiinflamatoria vegetal,** me refiero a comer más vegetales y menos procesados. Hoy en día, la única alimentación que ha demostrado con más evidencia científica prevenir y revertir enfermedades crónicas del mundo moderno es la alimentación basada en vegetales. Este tipo de alimentación incluye abundancia de hojas verdes, frutas, legumbres, cereales, frutos secos, setas, algas y tubérculos. En la tercera parte de este libro exploraremos todos los mitos asociados a comer más vegetales, su verdadera implicación en la reparación celular y cómo no tener deficiencias de macro y micronutrientes. También exploraremos cómo los alimentos modernos, incluyendo los procesados y los productos animales, pueden estar afectándonos. Entender esto es clave, porque comer lo haremos siempre, y puede generar cierta resistencia cambiar nuestras costumbres y tradiciones gastronómicas. Ten en cuenta que una cosa es comer para sobrevivir con tus síntomas y otra cosa es comer para superarlos. Y sobre todo, piensa que si sigues haciendo lo mismo, obtendrás los mismos resultados. Es el momento de cambiar.

El tercer pilar del método ENE es la **elevación emocional,** la cual consiste en transformar tu bioquímica de reparación con pensamientos y emociones elevados. Este paso funciona mejor cuando se han trabajado la eliminación de toxinas y la nutrición antiinflamatoria, porque si hemos nutrido y limpiado nuestro cerebro, este empieza a creer que ser feliz y estar bien es posible. En la cuarta parte de este libro exploraremos el hábito de vivir con gratitud y de cultivar la seguridad.

En este libro te explicaré cosas para entender tu dolor; vale la pena revisar, paso a paso, cada pieza del rompecabezas. Si sientes que ya estás en un nivel avanzado, y este libro llegó para que actúes de forma inmediata, te invito a ir directamente al capítulo 16, que incluye el recetario, e ir aplicando semana a semana el plan antiinflamatorio mientras lees el resto de los capítulos. Todo vale mientras te pongas en marcha.

2
TU CUERPO SE COMUNICA CONTIGO MEDIANTE EL DOLOR

¡QUIERES TENER DOLOR!

Parece una afirmación bastante alocada en un libro que quiere que te despidas del dolor, pero para poder decirle adiós, debes entender para qué sirve.

Cuando vivíamos en San Sebastián, nuestro pequeño departamento estaba diseñado «de forma inteligente». Era un edificio nuevo, con lo último en tecnología. Regulaba la temperatura en invierno para no pasar frío y en verano para no pasar calor. Era un edificio ultraseguro, y para evitar accidentes, nuestro departamento contaba con varios sensores, incluyendo de humo, de temperatura, de humedad... Hasta la cocina se apagaba sola cuando detectaba que se caía agua.

Un día, cocinando en casa la típica «alimentación equilibrada que no hace daño ni inflama» supuestamente, mi esposo estaba preparando un corte de res. Cuando la carne tocó el sartén con el aceite caliente, empezó a desprender mucho humo y la alarma contra incendios empezó a sonar. Un ruido para nada agradable cuando no quieres molestar a los vecinos.

Para eliminar el ruido teníamos varias opciones: 1) quitarle la batería a la alarma contra incendios, 2) empezar a ventilar para que saliera el humo o 3) dejar de cocinar el corte, que era el que producía el humo.

Detente y piensa un momento, ¿cuál de las tres estrategias habrías empleado tú?

A nosotros, en aquel momento, nos pareció que lo más adecuado era ventilar rápidamente el sensor del techo. Nos subimos a un banco y agitamos una tapadera de cocina mientras terminábamos de cocinar, cual malabaristas.

Ahora, quiero que te imagines que la alarma es tu dolor, que está sonando ruidosamente en la cocina, es decir, hay alguna parte de tu cuerpo diciéndote: «¡CUIDADO! ¡ATENCIÓN! ¡PELIGRO! Algo puede estar quemándose».

En este caso, si el dolor —que es tu alarma— estuviera sonando en tu casa —que es tu cuerpo—, ¿no querrías que sonara fuerte para avisarte que algo no está bien? ¿No querrías que la alarma tuviera suficiente batería para sonar cuando sea el momento? O mejor aún, ¿no sería mejor evitar tener un sartén caliente echando humo para que la alarma no se encienda y no molestar a nadie con el ruido?

Si respondiste que sí a las tres preguntas, entonces te darás cuenta de que la alarma —tu dolor— jamás ha sido el problema. Es una señal maravillosa, un sensor ultrasensible de última tecnología dentro de tu cuerpo que te avisa para protegerte de algo más grave.

Pon atención si te duele el cuerpo

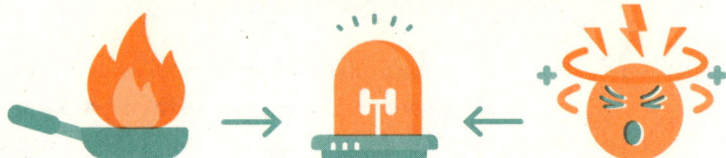

Si se incendia tu sartén, la alarma contra incendios te avisará para que pongas atención.

Si te duele el cuerpo, el dolor es tu alarma. Pon atención.

Pero ¿qué es el dolor? Según la Asociación Internacional para el Estudio del Dolor (IASP, por sus siglas en inglés), el dolor «es una experiencia sensitiva y emocional desagradable, asociada a un daño real o potencial».[5] Esta definición reconoce que el dolor puede producirse por un golpe fuerte, una caída, una picadura o la cirugía, pero también puede presentarse con ausencia de daño en un tejido u órgano, es decir, que involucra nuestra interpretación del dolor, de las emociones y de las experiencias asociadas a él.

El dolor puede ser clasificado de diversas maneras. En los siguientes apartados veremos unas definiciones básicas y claras para entender qué es el dolor y cómo se percibe en tu cuerpo. Basándonos en dónde se produce y se percibe el daño, el dolor puede ser de tipo nociceptivo, neuropático y nociplástico. A estos añadimos un cuarto tipo, el dolor fantasma.

LOS CUATRO TIPOS DE DOLOR

Dolor nociceptivo

Es producto de una lesión directa a un tejido o mucosa. Es la forma más común de dolor crónico, e incluye el que sentimos por una quemadura, fractura, osteoartritis, artrosis, úlceras, metástasis por cáncer, dolor postoperatorio, piedras en la vesícula, cálculos en los riñones o angina de pecho. Básicamente, hay una especie de golpe o irritación que daña un órgano, y te duele.

Dolor neuropático

Es producto de una lesión o enfermedad que afecta a las neuronas del sistema nervioso central o periférico. Por ejemplo, se produce cuando ocurre una lesión en la médula espinal, un accidente cerebrovascular (ACV), enfermedades neurodegenerativas como el párkinson o esclerosis múltiple, compresión del nervio en el túnel carpiano, lesión postoperatoria, neuropatías consecuencia de la diabetes o del hígado graso, inflamación de los nervios por quimioterapia, infecciones virales y deficiencias nutricionales. Con el dolor neuropático el problema es que tus neuronas se dañan, y ese daño es el que se siente como dolor.

Dolor nociplástico

El dolor nociplástico es aquel que surge de un procesamiento anormal de las señales de dolor sin ninguna evidencia de daño del tejido. Es decir, hay un sistema nervioso más sensible a la percepción de un estímulo que interpreta como dolor, aunque no sea una amenaza. Por ejemplo, un sistema nervioso sensible podría interpretar una temperatura de treinta y siete grados centígrados como una quemadura.

Dentro del dolor nociplástico suelen agruparse los diagnósticos de fibromialgia, síndrome del intestino irritable, dolor de espalda inespecífico, cistitis intersticial (vejiga dolorosa), desorden temporomandibular y algunas cefaleas tensionales. Para bien o para mal, el dolor nociplástico puede producirse junto con el dolor nociceptivo y neuropático, ya que siempre tendremos creencias aprendidas sobre cómo procesar el dolor, ya sea en los accidentes, los traumas o las enfermedades que nos pasan. Durante años, he observado cómo mis clientas con migrañas, fibromialgia, artritis o dolor de espalda han padecido una mezcla de estos dolores al mismo tiempo.

Si durante años tus análisis «aún» no han podido encontrar algo «evidente» que indique el origen del dolor que padeces, en el capítulo 4 y 5 exploraremos algunas fuentes inesperadas del dolor y cómo tus emociones tienen que ver con lo que te está pasando. Además, en la segunda parte de este libro profundizaremos sobre cómo la inflamación celular de bajo grado puede generar dolor en el cuerpo.

Dolor fantasma

Es como se denomina la percepción de dolor en un lugar del cuerpo que ya no existe (un brazo o una pierna amputados, tras la extirpación del pecho por una mastectomía, en el recto, los ojos, los testículos, la lengua o los dientes...). Entre el 50 y el 80 % de las personas que han perdido una parte de su cuerpo sufren dolor fantasma.

En el caso del dolor fantasma, aunque está clasificado como un dolor tipo neuropático por posible daño en las neuronas centrales o periféricas tras la amputación, el estado emocional y la interpretación del dolor pueden aumentar la sensación del dolor del miembro ausente.

Muchas personas que hemos pasado por cirugías en las que cortaron una parte del cuerpo notamos cómo la zona donde ocurrió el daño sigue adolorida mucho tiempo después. Si tienes dolor fantasma, es interesante educar a tu mente frente a la pérdida del miembro mientas la provees de nutrientes que trabajen la reparación celular de tu cuerpo. Puede ser la combinación ideal para reducir casi al cien por ciento tu dolor.

4 tipos de dolor

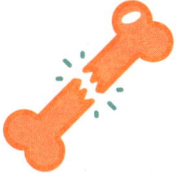

NOCICEPTIVO
Daño
del tejido

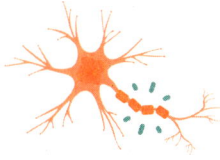

NEUROPÁTICO
Daño
neuronal

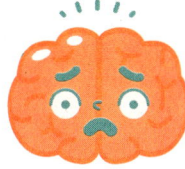

NOCIPLÁSTICO
Cerebro
asustado

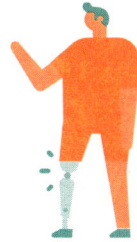

FANTASMA
Duele lo que
ya no está

NO HAY MAL QUE DURE CIEN AÑOS...

... Ni cuerpo que lo resista. No deberías dejar sonar esa alarma que te dice que debes hacer algo —tu dolor— veinticuatro horas al día, siete días a la semana. Es insoportable vivir con dolor a cada momento. Cuando se vuelve persistente, es necesario introducir dos definiciones adicionales: las de dolor agudo o crónico.

Dolor agudo

El dolor agudo es un dolor repentino que dura entre dos semanas y tres meses. Es causado por algo específico: un hueso roto, una quemadura o un corte, o incluso por el trabajo de parto. Puede ser leve o intenso, pero suele remitir una vez que se ha tratado el área afectada. Este tipo de dolor es clasificado como un síntoma.

Dolor crónico

Es un dolor continuo que dura más de tres meses, y persiste más allá de un proceso normal de reparación. Puede durar años y en muchos casos es difícil de diagnosticar y tratar, debido a múltiples causas subyacentes, como las limitaciones de las técnicas de detección, la falta de conocimiento de posibles causas o la preferencia por tratamientos farmacológicos que no abordan las verdaderas causas del dolor. A diferencia del dolor agudo, el crónico es considerado una enfermedad en sí mismo.

SOY MUY SENSIBLE AL DOLOR

Mientras más tiempo pases con dolor y este se cronifique, más posible es que cambies tu percepción sobre él. A veces, tan solo el roce de una pluma sobre la piel puede sentirse multiplicado por mil. Es lo que se conoce como *alodinia*, un fenómeno de dolor más intenso en respuesta a estímulos que normalmente no son dolorosos.

La alodinia vuelve difícil tener contacto con otras personas. Todo duele: sentir los abrazos o las caricias de nuestros seres queridos, saludar a un amigo con un beso en la mejilla, o incluso el roce de la planta en los zapatos.

Quiero que conozcas este término, porque muchas mujeres con alodinia se encuentran con una pared de incredulidad cuando comunican que sienten mucho dolor en situaciones cotidianas y escuchan comentarios como «eso no duele». La falta de credibilidad y la minusvaloración de los demás generan una enorme frustración a quien está intentando validar sus síntomas.

> **Recuerda:** si tienes dolor, lo primero que debes hacer es ir al médico.

Si estas experimentando dolor y no encuentras ninguna razón obvia, consulta con un médico especialista antes de seguir las recomendaciones de este o de cualquier otro libro. El dolor es la forma que tu cuerpo tiene de hablar contigo. Hacer las pruebas correspondientes, las que sean necesarias en tu caso, te ayudará a interpretar lo que está sucediendo, y así podrás actuar de la mejor manera.

Te invito a hablar con tus médicos: el diálogo debe existir en la consulta. Si padeces dolores crónicos, la consulta no debería durar solo cinco minutos, para salir con un fármaco más. Y tú no vas solo a escuchar, tienes el derecho de hacer preguntas, de entender cada parte del tratamiento sugerido y de aprender a aplicarlo a tu caso particular.

Conviértete en una paciente activa, ya que está en tus manos buscar y aplicar estrategias que te ayuden a dejar atrás el dolor.

Ahora quiero darte un consejo (aunque no lo hayas solicitado): si sientes que tu médico o profesional de la salud no te está aportando nada, tienes el poder de cambiarlo o de pedir una segunda o una tercera opinión. Tengo clientas que prefieren mantener estrategias desfasadas que no les han aportado ningún resultado durante años por el simple miedo al «qué dirán si pregunto algo».

Un profesional de la salud, sea quien fuere, debe darte plena confianza y seguridad, siempre.

CUÁNTO DOLOR PUEDO TENER

La interpretación del dolor es muy subjetiva, por lo que debes saber cómo comunicarlo poniéndolo en una escala que otra persona pueda entender. Es necesario que sepas determinar cuánto te duele, porque, si hay algún cambio o tratamiento, saber en qué punto estás de la escala del dolor te ayudará a saber cómo avanzar.

Para ello, puedes utilizar una escala sencilla del uno al diez (donde diez es mucho dolor y uno, poco o nada) o utilizar la escala de Wong-Baker, que representa los distintos grados del dolor con expresiones faciales o emoticonos.

¿Qué nivel de dolor tienes ahora? Mira la imagen y apunta cómo te sientes.

Escalas de dolor de Wong-Baker

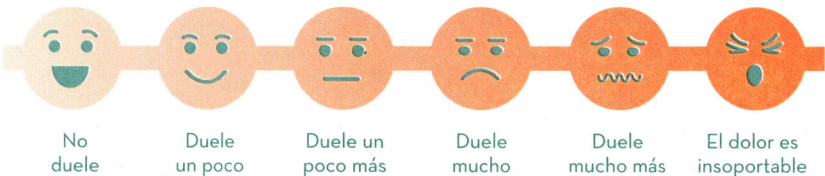

| No duele | Duele un poco | Duele un poco más | Duele mucho | Duele mucho más | El dolor es insoportable |

IDEAS CLAVE

- El dolor es una señal esencial, como una alarma contra incendios, que indica peligro y protege el cuerpo de daños mayores.

- Hay más mujeres que experimentan dolor que hombres con dolor.

- Hay cuatro tipos de dolor: nociceptivo (con daño de tejido), neuropático (con daño de las neuronas), nociplástico (interpretación del dolor sin daño evidente) y fantasma (cuando duele algo que no existe).

- El dolor puede ser agudo, que dura poco tiempo, o crónico, que se alarga más de tres meses sin resolverse.

- La percepción del dolor puede ser subjetiva y variar según la actividad y el placer asociados.

- Utiliza escalas de calificación como la de Wong-Baker o la del uno al diez para cuantificar tu nivel de dolor.

AHORA TE TOCA A TI

Este ejercicio te ayudará a hablar con tu médico sobre aspectos que pasan desapercibidos, para que puedas comentarle otros síntomas asociados. Es una herramienta muy poderosa que te ayudará a hablar en consulta, incluso si te pones nerviosa y se te olvidan las cosas por las prisas. Si vas preparada, tan solo debes acordarte de repasar la tabla que encontrarás a continuación.

Por eso me gustaría que realices tu **historial de síntomas** ahora mismo e identifiques todas las partes de tu cuerpo que tienen dolor y todos aquellos síntomas que padeces, como estreñimiento, intolerancias digestivas o palpitaciones. Este será tu punto de partida.

Si decides hacer el plan que te propongo en este libro, me gustaría que volvieras a realizar este ejercicio cuando hayan pasado cuatro semanas, y compares tu historial antes y después. No olvides poner la fecha, pues a nuestra mente le gusta mucho hacer comparaciones.

Para realizar este ejercicio vas a cerrar los ojos y a escanear desde la cabeza hasta los pies las partes del cuerpo que te molestan ahora mismo, no las de hace un año o un mes. Una vez que las tengas identificadas, apúntalas en la tabla. Otorga un valor a la intensidad del dolor en una escala del uno al diez. Al lado de cada punto, ahora recuerda desde hace cuánto tiempo tienes esa molestia o dolor, y finalmente, si tienes algún diagnóstico o prueba asociada.

Para tener una idea de los posibles síntomas asociados a tu dolor, utiliza esta tabla —yo suelo completarla durante la primera cita con mis clientas—. A continuación te incluyo, a modo de ejemplo, posibles malestares que puedes tener en diferentes partes del cuerpo.

→ **Cabeza:** Arrugas prematuras, caída del cabello, cabello delgado y quebradizo, cuero cabelludo graso, lengua de color blanco o negro, ardor en la lengua, lengua fisurada, llagas en la boca, dolores de cabeza, tinnitus o acúfenos en los oídos, pérdida de visión parcial, ojo seco, moscas flotantes en los ojos, círculos oscuros debajo de los ojos, tensión arterial alta en el ojo, infecciones de garganta, acné, ronchas o llagas en la piel...

→ **Torso:** Hinchazón de brazos y manos, sensibilidad o intolerancia a algunos alimentos, reflujo gástrico y dolor de estómago, úlceras en el estómago, hinchazón abdominal, gases, eructos, dolor intestinal, diarrea, estreñimiento...

→ **Piernas:** Hinchazón de piernas celulitis, várices, pérdida de masa muscular, pérdida de masa ósea...

→ **Órganos internos:** Dolores menstruales, regla irregular, regla abundante, palpitaciones o arritmias del corazón, colesterol alto, infecciones recurrentes de vías urinarias o vaginales, desequilibrio hormonal (tiroides, testosterona, estrógenos, suprarrenal...), problemas en la glándula pituitaria, tensión arterial alta...

→ **Otros:** Alergias en la piel, alergias respiratorias, manchas en la piel, piel grasa o seca, manos frías, tos, mucosidad constante en la nariz, aumento de peso, pérdida de peso, dificultad para dormir o insomnio, dolor e inflamación muscular, dolor e inflamación articular, cansancio y fatiga, bochornos, sudores nocturnos, deficiencias nutricionales de minerales y vitaminas, estrés, ansiedad, ataques de pánico, depresión...

Ejemplo

LUGAR	INTENSIDAD (1-10)	DURACIÓN (agudo o crónico)	DIAGNÓSTICO O PRUEBA	PRIMERA VEZ QUE LO OBSERVASTE
CABEZA:				
☒ Cráneo ☐ Cara ☐ Ojos ☐ Cuello	8	4 AÑOS	MIGRAÑA, 5 RESONANCIAS SIN EVIDENCIA DE LESIONES	DESDE 2021

LUGAR	INTENSIDAD (1-10)	DURACIÓN (agudo o crónico)	DIAGNÓSTICO O PRUEBA	PRIMERA VEZ QUE LO OBSERVASTE

CABEZA:

- ☐ Cráneo
- ☐ Cara
- ☐ Ojos
- ☐ Cuello

TORSO:

- ☐ Hombros
- ☐ Escápulas
- ☐ Costillas
- ☐ Brazos
- ☐ Codos
- ☐ Manos
- ☐ Dedos
- ☐ Músculos
- ☐ Pecho
- ☐ Abdomen
- ☐ Mamas

PARTE INFERIOR:

- ☐ Caderas
- ☐ Piernas
- ☐ Rodillas
- ☐ Pies
- ☐ Dedos
- ☐ Músculos

ÓRGANOS INTERNOS:

- ☐ Hígado
- ☐ Estómago
- ☐ Intestino delgado
- ☐ Intestino grueso
- ☐ Riñones
- ☐ Ovarios
- ☐ Útero
- ☐ Vejiga

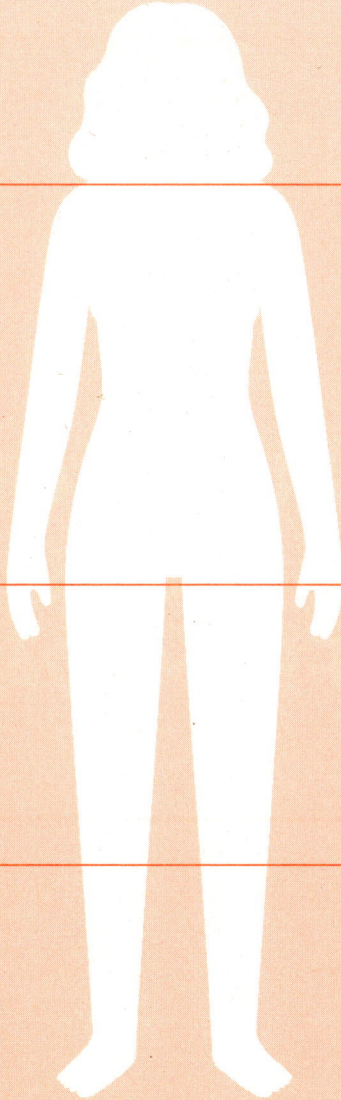

3

EL DOLOR
Y SUS
ENFERMEDADES

Cuando queremos superar nuestro dolor, debemos convertirnos en detectives, al mejor estilo de Sherlock Holmes. Quiero que despiertes la mentalidad de atar cabos sueltos, porque para superar tu dolor deben pasar dos cosas: que lo entiendas, por un lado, y que actúes para dejarlo ir por otro.

En este capítulo quiero enseñarte algunas definiciones que te ayudarán a poner cara y nombre a tu dolor. Entre los dolores más comunes que suelo encontrar en mi práctica profesional, están los asociados a la migraña, la artritis, la fibromialgia y la menstruación. No es extraño que se presente una combinación de dos de ellos, e incluso de tres o cuatro al mismo tiempo.

MIGRAÑAS

La migraña es un desorden neurológico crónico caracterizado por ataques de dolor de cabeza moderado o severo. Entre los síntomas característicos asociados se incluyen sensibilidad a la luz (fotofobia), sensibilidad a los sonidos (fonofobia), dolor al sentir un roce suave en la piel (alodinia cutánea) y síntomas gastrointestinales como náuseas y vómitos. Además, se pueden presentar otros síntomas, como vértigo, mareos, zumbidos en los oídos (tinnitus) y deterioro cognitivo (por ejemplo, niebla mental o dificultades para recordar).

Una crisis puede durar entre cuatro y setenta y dos horas, y si hay más de quince días al mes con episodios de dolor se considera crónica. Cuando se desata un episodio podemos observar el desarrollo de cuatro fases: premonitoria, aura, dolor de cabeza y posdromo. Durante una crisis, pueden presentarse las cuatro fases o solo alguna de ellas.

Fase premonitoria

Aparecen síntomas no dolorosos horas o días antes del inicio del dolor de cabeza: bostezos, cambios de humor, dificultad de concentración, rigidez del cuello, fatiga, sed... En esta fase se activan en la zona del hipotálamo un grupo de neuronas encargadas de producir hormonas que regulan la temperatura corporal, el hambre, la frecuencia cardiaca, las ganas de orinar o el sueño. Es importante poner atención a estas señales para aprender a gestionar desde el principio los detonantes del dolor.

Aura

El dolor puede ir acompañado de otros síntomas neurológicos, como por ejemplo destellos de luz, líneas en zigzag o puntos ciegos (aura visual), hormigueo en las extremidades o sensación de entumecimiento (aura sensorial), dificultades en el lenguaje (aura del habla), incluso zumbidos en los oídos (aura auditiva). Los síntomas del aura están presentes en el 20-30 % de los casos de migraña.

Dolor de cabeza

Esta es la fase del dolor. Se activan las vías sensoriales del nervio trigémino, un nervio que sale de la base del cráneo y tiene ramificaciones en la cara, los ojos, el cuero cabelludo, la mandíbula, las fosas nasales, la boca e incluso los dientes. Se genera un dolor latente y pulsante en una parte de la cabeza, especialmente donde se inerva este nervio. La intensidad del dolor puede aumentar progresivamente o ser explosiva desde el principio.

Fase posdromo

Se conoce como «resaca de la migraña». Esta última fase se caracteriza por síntomas persistentes después del ataque principal, incluyendo cansancio, somnolencia, dificultad para concentrarse e hipersensibilidad al ruido.

Para diferenciar el dolor de cabeza de las migrañas se toman en cuenta cuatro características:

→ Que haya una distribución unilateral, es decir, dolor en un solo lado de la cabeza.

→ Que sea pulsátil, con palpitaciones en ese lado.

→ Que el dolor sea entre moderado e intenso (un 5 de 10 en la escala de dolor).

→ Que empeore con la actividad física, por ejemplo, al agacharse.

La primera vez que tuve una migraña fue dos días después de la cirugía contra el cáncer. La tormenta perfecta: un evento traumático, estrés extremo y las consecuencias de la anestesia general. Mi sistema nervioso entró en colapso. De repente, el dolor explotó. Jamás había sentido un dolor de ese tipo, palpitante, que me impedía ver bien, pensar u oír. Le dije a mi esposo que llamara a una ambulancia, mi dolor era un 10 de 10. En el hospital me hicieron una resonancia magnética y me dijeron que no había nada raro en la imagen (es decir, excluyeron la posibilidad de un tumor en la cabeza). Todo estaba bien en ese sentido. Me pusieron un antiinflamatorio fuerte vía intravenosa y el dolor bajo a 7 de 10.

A partir de entonces estuve dos meses tomando medicamentos antiinflamatorios con ese mismo nivel de dolor. Tenía crisis cada vez más fuertes cada tres o cuatro días, con una sensación de resaca entre esos periodos. Un mes después de la explosión inicial, añadí los efectos de la quimioterapia: cansancio permanente y dolor de estómago por todos los corticoides y las pastillas que estaba tomando para contrarrestar los dolores y la inflamación.

Un día, durante unas horas de lucidez sin tanto dolor, viendo que no mejoraba y con la frustración de oír a mi médico decir que había que esperar más tiempo para contemplar otras opciones, como inyectar bótox o probar un medicamento más fuerte, decidí abrir la computadora y buscar *migraña* en la Biblioteca Nacional de Medicina de Estados Unidos, conocida como PubMed.

Para que te des una idea, es como el Google de los artículos científicos. Busqué causas, consecuencias y posibles tratamientos no farmacológicos. Surgieron tres posibles soluciones con evidencia científica que estaban a mano y sin efectos secundarios: hidratación con electrolitos, aumento de los niveles de magnesio y suplementación con vitaminas del complejo B. Ese mismo día salí a buscar lo que necesitaba. Inicié el protocolo con jugos verdes —lo que aumentó mi nivel de hidratación— y vitaminas del complejo B, especialmente B12, y ajusté la dosis de magnesio según indicaban los estudios científicos. En tres días el dolor había disminuido a un 3 de 10. La semana siguiente no tuve ninguna crisis, y en seis meses dejé por completo los medicamentos antiinflamatorios para la cabeza.

Iniciar ese protocolo marcó la diferencia.

La mayoría de mis clientas con migraña están crónicamente deshidratadas y con niveles muy bajos de vitaminas y minerales, aun cuando algunas comentan que beben hasta tres litros de agua al día. Cuando abordamos la base de estos desequilibrios tan obvios y básicos, el dolor empieza a remitir. Aunque en estas líneas no pretendo sugerir que te automediques, tu médico sí puede ayudarte haciendo unos análisis para evaluar si padeces el déficit de alguna vitamina, sugerirte un protocolo de hidratación y proporcionarte magnesio. Entonces estarás abordando las posibles deficiencias que originan tu dolor.

ARTRITIS

La artritis se define como una inflamación de articulaciones (es decir, la estructura que permite la unión entre dos huesos o entre un hueso y un cartílago). Entre sus síntomas se encuentran la hinchazón de la zona, el dolor, la sensación de calor o rigidez y la aparición de deformidades de las articulaciones con el tiempo. La definición de la artritis incluye más de cien tipos de diagnósticos, siendo los más comunes la artritis reumatoide, la osteoartritis y la espondiloartritis anquilosante.

Artritis reumatoide

Es una enfermedad del sistema inmunitario que afecta al revestimiento sinovial de las articulaciones, causando dolor, hinchazón y la posible deformidad en las articulaciones de los dedos de las manos y las muñecas. Puede estar asociada a otro tipo de sintomatologías extraarticulares, como la inflamación de los vasos sanguíneos (vasculitis), la cicatrización de los pulmones (enfermedad pulmonar intersticial), los depósitos de proteína amiloides (amiloidosis) y la enfermedad cardiovascular.

Osteoartritis

Es una enfermedad inflamatoria que deteriora los tejidos de la articulación afectada, incluyendo alteraciones en el cartílago, el hueso, los ligamentos, la cápsula y la membrana sinovial. Produce dolor, rigidez, pérdida del cartílago, y cambios o erosión del hueso de la articulación cuando progresa con el tiempo. Suele ser más evidente en la articulación de la cadera y la columna vertebral.

Espondiloartritis anquilosante

Es un tipo de artritis de la columna vertebral. Produce la fusión de algunas vertebras de la espina dorsal o columna. A medida que empeora, se forma nuevo hueso que se fusiona al anterior, lo que provoca el cierre de los espacios entre las vértebras y el aplanamiento de las curvas naturales de la columna. Esto causa una postura inflexible y encorvada a quien la padece.

Dependiendo de qué tipo de artritis se trate, el diagnóstico puede precisar pruebas de imagen, como rayos X y ultrasonidos de la zona, analizar el líquido sinovial de la articulación, la presencia de anticuerpos antinucleares, así como pruebas de complemento (CH50, C3 y C4), de proteína C reactiva, de velocidad de sedimentación, de factor reumatoide, de anticuerpos antipéptido cíclico citrulinado, de antígeno HLA-B27 o de ácido úrico.

Si sospechas que padeces artritis, solicita a tu médico incluir estas pruebas.

FIBROMIALGIA

La fibromialgia es un síndrome de sensibilidad central que genera dolor crónico en múltiples puntos sensibles, rigidez de las articulaciones, disfunción cognitiva, alteraciones del sueño o desórdenes digestivos, además de fatiga muscular, episodios de ansiedad y depresión. En personas con fibromialgia se ha observado una disfunción de los circuitos neuronales que involucran la percepción, la transmisión y el procesamiento de los estímulos del dolor.

La fibromialgia es mucho más común en mujeres y puede desencadenarse por trauma físico, cirugía, infección o estrés psicológico significativo (por ejemplo, una situación laboral estresante, la muerte de algún familiar o sufrir algún abuso).

Diagnosticar la fibromialgia puede ser un desafío: la mayoría de mis clientas ha pasado años buscando un diagnóstico, de médico en médico, ya que no existen pruebas de laboratorio específicas para hacerlo. El diagnóstico se basa principalmente en dos principios: en los síntomas que expresa la persona y en un examen físico. Este examen divide el cuerpo en diecinueve regiones y puntúa en cuántas de ellas se siente dolor. También se realiza una prueba de puntuación de la gravedad de los síntomas en una escala del 1 al 5, que evalúa los síntomas cognitivos, la calidad de sueño y la gravedad de la fatiga que se experimenta durante el día. El dolor generalizado por más de tres meses, al menos en cinco puntos del cuerpo, con una gravedad de los síntomas mayor de 4, suele apuntar al diagnóstico de la fibromialgia.

Pero como dicen muchas de mis clientas, tener el diagnóstico de fibromialgia es como caer en un cajón sin soluciones.

Para determinar la presencia de fibromialgia, se deberían descartar otras afecciones con síntomas similares, por ejemplo, el hipotiroidismo de Hashimoto. Se trata de una enfermedad autoinmune que compromete el funcionamiento de la tiroides, afectando diferentes funciones del metabolismo energético, la frecuencia cardiaca, el desarrollo del cerebro y el crecimiento óseo.

Se estima que el 90% de los casos de hipotiroidismo en las mujeres es producto del ataque con anticuerpos hacia la tiroides. Quien tiene hipotiroidismo suele tener dolores generalizados, fatiga crónica y estar con el ánimo decaído.

Alrededor del 30 al 40% de las personas con la enfermedad de Hashimoto también padecen fibromialgia. Esto significa que es relativamente común presentar ambas condiciones al mismo tiempo. Es importante ver más allá del dolor y trabajar con tu médico para analizar de forma completa el funcionamiento de la tiroides, la hipófisis, los anticuerpos antitiroideos y antitiroglobulina, así como el estado de activación de las hormonas tiroideas en el hígado. En este caso, de nada serviría utilizar un medicamento contra el dolor, como los parches de morfina, el fentanilo o la gabapentina, cuando el origen de los síntomas es el hipotiroidismo, o una tiroides que no está funcionando adecuadamente.

En mi práctica profesional he observado cómo las mujeres con un diagnóstico de fibromialgia, antes de la aparición del dolor, observaron también problemas digestivos durante meses o años (estreñimiento, acidez estomacal, síndrome de intestino irritable o digestiones pesadas). En el capítulo 9 de este libro exploraremos el mundo digestivo y cómo la microbiota puede afectar a tu dolor y a la inflamación de los tejidos. Es de vital importancia no solo tratar el dolor, sino atender al funcionamiento de tu cuerpo de forma global.

ENDOMETRIOSIS

La endometriosis es una enfermedad femenina. Se puede definir como la presencia y crecimiento de tejido similar al endometrio —es decir, el tejido que recubre la cavidad uterina— afuera del útero. Se caracteriza por presentar dolor pélvico muy fuerte, reglas dolorosas o, incluso, dolor no asociado a las reglas. Se ha observado que entre el 50 y el 80% de mujeres con dolor pélvico tienen endometriosis.

La endometriosis se clasifica en tres tipos, de acuerdo con la ubicación del crecimiento anormal del tejido: 1) lesiones peritoneales superficiales, 2) endometriomas ováricos, y 3) endometriosis infiltrante profunda.

Es difícil diagnosticarla con marcadores moleculares fiables, y el estándar de diagnóstico es la cirugía laparoscópica, un procedimiento quirúrgico por el que se inserta una cámara en la cavidad pélvica para observar y realizar una biopsia directamente de cualquier tejido endometrial afuera del útero.

Actualmente el uso de ecografías transvaginales y resonancias magnéticas puede ayudar a identificar las posibles lesiones sin recurrir a la cirugía. Por otro lado, también es un diagnóstico difícil de hacer porque en nuestra cultura hemos asumido erróneamente que las reglas son dolorosas. Como los niveles de dolor son tan particulares en cada mujer, resulta complejo trazar una línea entre lo que es dolor normal y dolor anormal. Pero quiero decirte algo: tener menstruaciones dolorosas, con o sin endometriosis, no es normal para nadie, aunque te digan que es muy común.

Cada vez hay más evidencias que sugieren que la endometriosis es más que una enfermedad pélvica localizada con reglas dolorosas. Los efectos sistémicos de la endometriosis afectan al metabolismo en el hígado y al tejido adiposo, provocan infertilidad e inflamación sistémica, y alteran la expresión genética en el cerebro, generando sensibilización al dolor y trastornos del estado de ánimo, como ansiedad y depresión, en las mujeres que la padecen. Si tienes reglas dolorosas y abundantes desde muy joven, considera la endometriosis como algo que debes hablar con tu médico cuanto antes.

El tratamiento convencional de la endometriosis generalmente se centra en controlar los síntomas, y puede incluir medicamentos como analgésicos, cirugía o una combinación de ambos. El tratamiento también puede incluir terapias hormonales, como píldoras anticonceptivas, agonistas de la hormona liberadora de gonadotropina (GnRH) y progestágenos, cuyo objetivo es reducir o eliminar la menstruación, disminuyendo así el crecimiento del tejido endometrial. En casos extremos, se considera la histerectomía. Sin embargo, la eficacia limitada, el riesgo de complicaciones, y la baja satisfacción de las pacientes con las opciones de tratamiento ha aumentado el interés por opciones de tratamiento adicionales.

Una revisión publicada en 2023 por investigadores estadounidenses resalta los beneficios de una dieta basada en vegetales para prevenir y tratar los síntomas de la endometriosis.[6] Una dieta rica en frutas, verduras, cereales integrales, nueces, semillas y algas, como la que te presento en la tercera parte de este libro, puede reducir la inflamación y modular los niveles de estrógenos.

En este libro hablo del dolor porque yo lo he vivido. Muchos de mis dolores crónicos vinieron asociados al tratamiento convencional contra el cáncer; este es el caso de la artritis que sentí en cada articulación de mi cuerpo, las neuropatías en mis piernas y manos, los hormigueos, el adormecimiento continuo de las extremidades y las migrañas. Estos dolores crónicos suelen aparecer en un 20 % de las mujeres que toman inhibidores de la aromatasa como tratamiento para mantener bajos los estrógenos.

Admito que estaba cansada física y emocionalmente, porque el dolor era verdaderamente insoportable. Eso no era vivir. Además, me di cuenta de que desde que era adolescente tuve problemas con mis menstruaciones, muy dolorosas e inhabilitantes, ya que podía pasar hasta tres días sin poder ponerme derecha, lo que hizo que durante más de quince años visitara a más de una docena de ginecólogos y endocrinólogos que me recetaron hormonas para desconectar mi cuerpo de su realidad y sus síntomas.

Cuando decidí hacer las cosas de una manera diferente, apoyándome en la ciencia, que era lo que mejor conocía, descubrí que la alimentación basada en vegetales sin productos procesados tenía una capacidad antiinflamatoria superior a las pastillas convencionales, además de proporcionar beneficios anticancerígenos. A partir de entonces, el dolor y mis síntomas fueron historia.

IDEAS CLAVE

- Entre las enfermedades diagnosticadas más comunes en las mujeres encontramos la migraña, la artritis, la fibromialgia y la endometriosis.

- La mayoría de los dolores suelen tener un componente inflamatorio que pueden estar afectando otros órganos, lejos de donde se produce el dolor.

- Tener dolor puede interferir en nuestro estado de ánimo y generar ansiedad, estrés y depresión.

- Saber qué te está pasando y ponerle nombre puede ayudarte a buscar estrategias para prevenir y tratar tus dolores.

4

SIETE FUENTES DE DOLOR INESPERADAS

En mi búsqueda del origen del dolor y de los diferentes síntomas que experimentaba desde pequeña, me di cuenta de que nuestro cuerpo, al pasar de los años, va acumulando errores. Entender esos errores puede darnos la determinación de emprender acciones que nos permitan dejar atrás las señales de alarma de nuestro cuerpo.

Podemos venir al mundo con ciertas mutaciones genéticas que nos vuelven susceptibles a la inflamación, podemos tener implantes u objetos extraños que sean rechazados por nuestro sistema inmunitario, podemos vivir en ambientes muy contaminados, adoptar malas posturas o padecer infecciones escondidas. Y lo más probable es que todo esté pasando al mismo tiempo, porque nadie vive en una burbuja aislada.

En este capítulo te presento siete fuentes de dolor inesperadas a las que poner atención en tu camino hacia la recuperación.

TU GENÉTICA PUEDE ENCENDER EL DOLOR

¿Será cierto que todas las enfermedades son genéticas y que somos como los mutantes, como las tortugas *ninja*? Se estima que entre el 5 y el 10 % de las enfermedades tienen un componente genético, y el resto es una respuesta al estilo de vida. Aunque sea así, cuando tu médico te dice que tu dolor tiene un componente genético, a veces es como echarte en un cajón de sastre. Es frustrante, porque de repente te quita toda la posibilidad de hacer algo. Si está escrito en el ADN, ¿quién eres tú para cambiar el código?

Por eso estoy aquí: para decirte que muchas veces, aunque haya mutaciones o una enfermedad de origen genético, podemos tomar las mejores decisiones que nos ayuden a combatir el dolor.

Un gen produce una enzima que hace algo en el cuerpo

Un gen codifica
una enzima

1 La enzima hace un
trabajo en la célula

2 Pero si el gen está mutado y la
enzima es defectuosa, el trabajo o
no se hace, o se hace mal

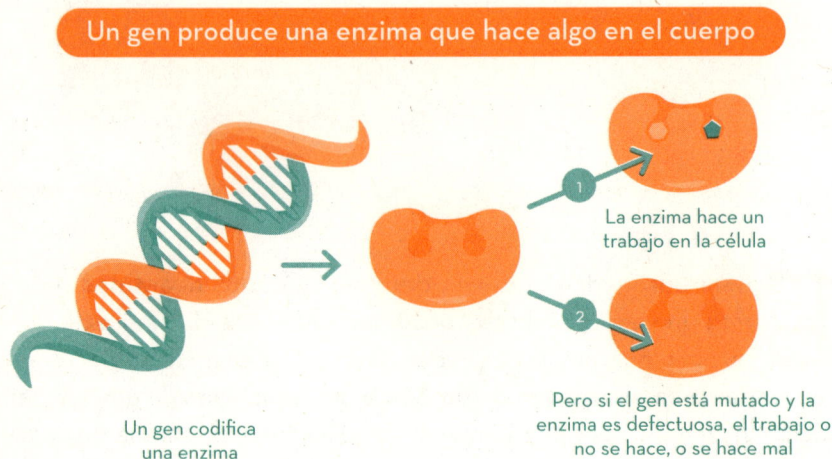

Las mutaciones en el gen que codifica la enzima metilentetrahidro-folato reductasa (MTHFR) pueden interferir en los niveles de inflamación y dolor corporal. Esta enzima se encarga de activar o metilar el folato (la vitamina B9), y con la ayuda de la vitamina B12 regula los niveles del aminoácido homocisteína. Niveles altos de homocisteína están asociados a la producción de radicales libres que inflaman tus células y aumentan la probabilidad de enfermedades del hígado. Tu hígado es un gran centro de procesamiento de tu cuerpo, con más de quinientas funciones metabólicas estudiadas, desde la obtención de energía hasta el control endocrino y la eliminación de toxinas internas y externas. Cuidarlo se vuelve la prioridad número uno para despedirte del dolor y de la inflamación.

Volviendo al folato, es esencial para producir neurotransmisores como la serotonina y la dopamina, que ayudan a regular el ánimo y la percepción del dolor en el nivel del sistema nervioso central. Tener niveles bajos de folato se asocia a diferentes sintomatologías, incluyendo dolor crónico de cabeza, fatiga, dolor neuropático, anemia, ansiedad o depresión, típicos en diagnósticos como la fibromialgia, las migrañas y la artritis. El folato también está implicado en la estabilidad del ADN, y es crucial en su síntesis, reparación y activación mediante procesos epigenéticos.

EPIGENÉTICA

La epigenética, que es la ciencia que estudia cómo los factores ambientales pueden activar o desactivar los genes sin alterar la secuencia de ADN, juega un papel crucial en la comprensión del dolor. Esta conexión se basa en la capacidad de nuestro entorno, estilo de vida y experiencias (como la dieta, el estrés y la exposición a toxinas) para influir en la expresión genética relacionada con la inflamación y la sensibilidad al dolor. Ciertas marcas epigenéticas pueden aumentar la producción de proteínas que modulan la inflamación o alterar la sensibilidad de los receptores del dolor en el sistema nervioso, contribuyendo así al desarrollo o la persistencia del dolor crónico. Imagínate que los genes se pudieran encender o apagar a demanda, como un interruptor de la luz. Pues algo así sucede con la epigenética.

De este modo, la producción de enzimas o de proteínas se puede ver alterada sin tener que pasar por una mutación. Este hecho tiene unas consecuencias interesantes, porque puedes tener un gen «encendido» para producir enzimas que liberen calcio en una neurona tras recibir un golpe, o tener el gen «apagado» y no producir ninguna respuesta cuando la necesitas; o tenerlo «encendido» todo el tiempo, aun cuando no hay ningún golpe ni estímulo.

Curiosamente, las marcas epigenéticas que encienden y apagan genes se pueden heredar de nuestros padres y abuelos, aunque no tengamos mutaciones en el código genético.

Las personas con una mutación del gen MTHFR pueden ser propensas a tener dolores por deficiencias de folato, condición que se agrava con una alimentación deficiente en vitaminas o un sistema digestivo inflamado que impide la absorción de la vitamina B9. Pon siempre atención a las vitaminas B9 y B12 como línea de tratamiento contra el dolor y la inflamación.

Por otro lado, tener mutaciones en los genes que codifican las isoenzimas del citocromo P450 (CYP450) puede generar la acumulación de toxinas en el hígado, impedir que ciertos medicamentos antiinflamatorios funcionen correctamente o hacer que te sienten mal el café, el alcohol, el bótox o la anestesia. Exploraremos esta idea con más detalle en el capítulo 7.

IMPLANTES Y SÍNDROME AUTOINMUNE INFLAMATORIO INDUCIDO POR ADYUVANTES

Nada ajeno a la biología del cuerpo será percibido como natural. Esto se aplica a todo tipo de implantes, sean metálicos, de silicona, biopolímeros o cualquier material. Es más, el cuerpo ni siquiera tolera un trasplante de órganos al cien por ciento, por lo que deben darse medicamentos para evitar el rechazo del sistema inmunitario. Los trasplantes e implantes pueden salvar la vida en situaciones complicadas, pero en personas con un sistema inmunitario ya comprometido pueden causar dolores y síntomas crónicos.

Una posible respuesta de nuestro cuerpo a implantes y trasplantes es el síndrome autoinmune inflamatorio inducido por adyuvantes (ASIA, por sus siglas en inglés).

En las últimas décadas se ha observado que la respuesta inmune puede ser disparada por adyuvantes como el hidróxido de aluminio, el escualeno, la sílica, la silicona (usada en prótesis mamarias), el metacrilato de metilo (presente en inyecciones de aceite mineral), el polipropileno, la poliacrilamida, el cobre (presente en el dispositivo intrauterino o DIU T de cobre), el cobalto y el cromo (prótesis de cadera), y otros metales presentes, por ejemplo, en las tintas de los tatuajes.

Los síntomas típicos del ASIA no son pocos: fatiga crónica, dolor articular, dificultad para dormir, síntomas neurológicos, debilidad muscular, rigidez matutina, bochornos, boca y ojos secos, visión borrosa, alergias, histaminosis, síndrome de intestino irritable, dolor abdominal, neuropatías, alopecia, taquicardia, cistitis intersticial, deterioro cognitivo o depresión. Todos estos síntomas se asocian al diagnóstico de fibromialgia, artritis, enfermedad del tejido conectivo, síndrome de fatiga crónica, lupus o esclerosis múltiple.

Las mujeres solemos estar más expuestas a estas sustancias en nombre de la «belleza» o del control reproductivo. Por ejemplo, el uso del DIU T de cobre puede afectar a la salud de quienes lo usan. Este dispositivo está diseñado para crear inflamación local en el útero y así impedir el embarazo. Aunque en la literatura científica hay pocos casos que reporten la toxicidad del cobre, nadie puede excluir que, con una alimentación deficiente y un hígado saturado de toxinas, la presencia de un objeto extraño que genera inflamación afecte a otros órganos. Los síntomas más comunes asociados a los dispositivos intrauterinos de cobre son dolor abdominal, sangrados abundantes, dolor de cabeza, niebla mental o depresión.

> Mariana fue uno de esos casos. Durante años había padecido dolores de cabeza, además de desajustes hormonales y digestivos. Cuando llegó a mi consultorio, una de las preguntas que le hice fue: «¿Tienes algún tipo de implante?». Me contestó que sí, que hacía varios años usaba un DIU T de cobre como método anticonceptivo. Inmediatamente le hice saber que su cuerpo podía estar teniendo una reacción a ese objeto metálico. Tras hablarlo con su ginecólogo, decidió retirarlo. Una semana después, en una sesión para valorar los avances, me comentó que, al retirar el DIU, el dolor de cabeza se había ido en cuestión de horas sin tomar absolutamente nada.

También las prótesis mamarias pueden ser la causa de muchos síntomas inconexos, como dolores de articulaciones y depresión. En 2010, debido al escándalo de los implantes de silicona de la empresa Poly Implant Prothèse (PIP), por su asociación a síntomas inflamatorios y autoinmunes, Francia inició una campaña masiva de retirada de implantes mamarios.

Aunque hoy en día el ASIA no es considerado una enfermedad, y no hay un diagnóstico ni pruebas específicas, la reversión o mejora de los síntomas en mujeres con implantes mamarios llega hasta el 75 % de los casos tras extraer el implante y la cápsula que lo rodeaba.[7] Si eres una mujer que ha pasado por cáncer de mama, si tienes implantes mamarios o quieres ponértelos, considera siempre los pros y los contras para tu salud y la sobrecarga de tu sistema inmunitario. Y habla con un cirujano experto en la materia.

TUS DIENTES TIENEN ALGO QUE DECIR

En un documental sobre el Himalaya, vi que algunos alpinistas pueden sufrir congelación en sus dedos y extremidades. Para cuando llegan al hospital, pasados varios días, el dedo se ve negro y momificado, debido a la muerte del tejido y la ausencia del suministro de sangre y nutrientes. Es común que al pasar los días empiecen a tener todo tipo de síntomas, fiebre y dolor, y lamentablemente ya no hay vuelta atrás, hay que amputar el dedo para salvar la vida de la persona. Parece lógico que cuando algo está muerto y causa problemas haya que retirarlo, pero no está tan claro cuando hablamos de los dientes.

Los dientes son un órgano vivo, con conexión nerviosa y sistema linfático, por lo que reciben de manera constante un suministro de nutrientes y de células del sistema inmunitario. Esto es importante, porque la boca se caracteriza por la presencia de muchas bacterias, y por una microbiota particular que debe ser mantenida y controlada. Cuando se hace una endodoncia, ya sea por una caries muy profunda o algún trauma o golpe, se procede a eliminar la pulpa viva del diente y sellar el hueco que haya quedado con algún material. De este modo, se deja un *diente no vital,* es decir, un diente muerto pegado a tu mandíbula. Exagerando, sería como llevar el dedo negro congelado pegado a la mano de un alpinista.

No quiero enemistarme con ninguna profesión de la medicina, y menos con los dentistas, pero no conozco a nadie —ni en mi familia, ni entre amigos o clientas— que esté contento con su endodoncia, a pesar de haber ido al mejor profesional de su ciudad. En muchos casos me comentan que les duele la encía permanentemente, que el diente empieza a ponerse negro en la parte superior, o que en la revisión de control observan cavitaciones (pérdida de hueso) en la mandíbula. Y claro, también tienen síntomas de inflamación en el resto del cuerpo que no se suelen comentar y ni siquiera asociar a la salud bucal.

Nadie quiere perder un diente, por eso este tratamiento se presenta como una alternativa a millones de personas en todo el mundo. Pero el diente era un órgano vivo que ahora ha quedado sin posibilidad de defenderse frente a las bacterias anaeróbicas tóxicas atrapadas en espacios microscópicos. Y aunque existan diferentes compuestos desinfectantes (y altamente tóxicos) para la endodoncia, estos no eliminan al cien por ciento las bacterias de la zona. Esto favorece las probabilidades de una infección a largo plazo. Cuando las bacterias de la boca y sus endotoxinas llegan a través de la sangre a otros órganos y tejidos distantes, pueden crear inflamación sistémica. Se ha observado que las infecciones periodontales están asociadas a enfermedades del corazón e incluso a la artritis.

También debemos reflexionar sobre el uso de amalgamas metálicas. Durante doscientos años, el uso del mercurio en odontología fue un tema de debate. Cuando se introdujeron por primera vez los empastes de mercurio, eran populares porque resultaban económicos y fáciles de aplicar. Desafortunadamente, se ha demostrado que el mercurio actúa como una neurotoxina, que libera partículas, de manera continua, dentro de la boca.

En otros casos, las bocas tratadas con amalgamas de diferentes aleaciones metálicas (plata, oro, mercurio, cobalto, cromo) pueden generar corrientes galvánicas que producen dolor e inflamación en toda la zona de la boca y en la cara.

También es común el uso de implantes dentales metálicos incrustados en la encía por reemplazo de un diente no vital. Toda nuestra cabeza está rodeada de nervios: por ejemplo, el trigémino conecta mandíbula, dientes, ojos, frente y senos paranasales. Un estudio de la Universidad de París reportó que tras la puesta de implantes dentales puede producirse una condición llamada neuropatía postraumática del trigémino.[8] El daño del nervio trigémino produce dolor severo en la cara y en la zona de la implantación. Esta condición curiosamente solo se detectó en las mujeres del estudio, y no en los hombres.

En mi caso particular, cuando empecé a hacer la historia clínica de mi boca, empecé a atar cabos sueltos. A los seis años, el dentista me sacó cuatro dientes incisivos inferiores con pinzas, porque no se caían solos. A los dieciséis años, me hice una cirugía de extracción de las muelas del juicio o cordales, que tampoco habían salido porque estaban presionando otros dientes. Ambos eventos fueron muy traumáticos para mi boca. Recientemente, algunos investigadores de odontología biológica empezaron a reportar que la extracción inadecuada de piezas bucales puede dejar un espacio sin sanar que provoca infecciones, cavitaciones o pérdida de hueso. Si no se tratan, pueden provocar dolor crónico, infecciones y otros problemas graves de salud.

Tras la extracción de las muelas cordales pasé los siguientes siete años con metales en la boca, corrigiendo una mordida profunda y un colmillo encimado. Viví con dolor todos aquellos años; a veces, llegaba a ser insoportable por la presión que ejercían los metales en todos los huesos de mi cráneo, nariz y oído, me producía mareos, dolores de cabeza fuertes e imposibilidad de masticar al menos durante una semana al mes.

Además, antes de cumplir veinte años, mi dentista decidió tratar dos caries muy pequeñas poniéndome una amalgama metálica en una de mis muelas, y taladró la otra para ponerle resina. Estos trabajos dentales aún presentes en mi boca me producen sensibilidad.

Si estás leyendo estas líneas y tienes endodoncias, amalgamas o implantes, te recomiendo hablar con un dentista biológico para que revise tu caso y te ayude a avanzar en tu proceso antiinflamatorio. Si tuviste extracciones dentales y crees que no han sanado adecuadamente, es recomendable evaluar tu estado haciendo una tomografía tridimensional dental.

Tras conocer el estado real de tu salud dental, trabajar la alimentación antiinflamatoria y tomar más minerales y vitaminas puede ayudarte a mejorar el dolor.

COLUMNA DESALINEADA, POSIBLE FIBROMIALGIA Y MIGRAÑAS

Tu columna vertebral actúa como un pilar de apoyo para el cuerpo, sosteniendo el tronco y permitiendo que mantengas una postura erguida. Además, cumple la función de proteger la médula espinal y las raíces nerviosas que se extienden desde ella hacia los brazos, las piernas y otros órganos. Desde la base del cráneo hasta el coxis, la alineación de las vértebras es importante para mantener la salud nerviosa y el funcionamiento normal del resto del cuerpo.

En mi búsqueda de eliminar el dolor me cuestioné todo, y me pregunté: «¿Y si mi columna está mal alineada?». Por esto, busqué la ayuda de un especialista quiropráctico y procedí a hacerme un ajuste de la vértebra cervical atlas (C1) y axis (C2), las primeras que salen del cráneo. La liberación del dolor y de la presión que sentía en la base de la cabeza hasta mis brazos fue casi instantánea.

La salud de tu cuello y de tu columna puede ser clave para el dolor de cabeza, las migrañas, el vértigo, la neuralgia, la fibromialgia y la disfunción de la articulación temporomandibular. Un estudio de 2020 realizado por investigadores suecos examinó las resonancias de personas diagnosticadas con fibromialgia, encefalomielitis miálgica y síndrome de fatiga crónica. El análisis del movimiento articular de las vértebras atlas y axis arrojó que más del 50 % de las personas estudiadas presentaba alteraciones en la presión intracraneal y flujo del líquido cefalorraquídeo por la incorrecta alineación de estas vértebras, lo que podría causar tensiones e inflamación de los nervios que salen de la base del cráneo hacia la cabeza y el resto del cuerpo.[9]

En algunas hipótesis sobre el dolor se discute cómo las posturas antinaturales de la vida moderna —horas sentados, mirando hacia abajo el celular o el teclado de la computadora— pueden generar más presión en la zona cervical, lo que a su vez provocaría la sensibilización de los nervios periféricos y la sobreestimulación del nervio trigémino. Esto podría ser el inicio de una cascada de inflamación, dolores de cabeza o migrañas en personas que no corrigen su postura durante años.

De nuevo, quiero recomendarte que en tu tratamiento contra el dolor consideres la alineación y corrección de tu columna y que practiques la higiene postural de la mano de expertos en la materia.

METALES PESADOS: CONTAMINAN E INFLAMAN

Llegados a este punto, seguramente pensarás que te hablaré de evitar el mercurio de los grandes peces, como el atún. Aunque debes hacerlo, tienes que recordar que los metales pesados van más allá del contenido en el pescado.

Los metales pesados son elementos químicos con alta densidad que pueden tener efectos perjudiciales en tu salud y en el medioambiente. Entre los más comunes se encuentran el plomo, el mercurio, el cadmio, el arsénico, el estaño, el bario y el aluminio. Algunos metales, como el cobalto, el níquel y el cobre son necesarios para el funcionamiento enzimático, pero pueden ser tóxicos y comportarse como un metal pesado si se ingieren en altas concentraciones.

Los mecanismos de intoxicación varían según el metal pesado, pero generalmente involucran la interferencia con las funciones metabólicas normales. Por ejemplo, el plomo puede reemplazar al calcio y afectar a la transmisión de señales nerviosas o a la formación de hueso. El mercurio puede dañar las proteínas y enzimas celulares. El cadmio, perturbar el equilibrio de minerales en el organismo. El arsénico, dañar el ADN. En conjunto, pueden causar estrés oxidativo, bloqueo del metabolismo de vitaminas, inflamación y daño celular, y producir una serie de problemas de salud que van desde trastornos neurológicos y musculares (depresión, ansiedad, demencia, fatiga crónica, dolores de cabeza) hasta enfermedades cardiovasculares, infertilidad, daño hepático, disbiosis intestinal y cáncer. Un cuerpo intoxicado es más propenso a los síntomas crónicos.

Hoy en día estamos expuestos a los metales pesados por muchas vías; por ejemplo, a través de alimentos como el pescado contaminado, el agua que bebemos, el combustible, el tabaco, la joyería o bisutería, las prótesis médicas, las vacunas, los utensilios de cocina, los envases de alimentos, las latas de bebidas, el maquillaje, las pinturas, los juguetes, las tuberías, los dispositivos electrónicos o los termómetros antiguos. Hasta en el propio hospital, con las resonancias magnéticas.

Hace un par de años, en una sala de espera, mientras firmaba mi consentimiento para realizar una resonancia de control del cáncer, se me ocurrió leer la letra pequeña con mucho detenimiento y me encontré un nuevo metal pesado: el gadolinio.

Este metal se utiliza como contraste de tejidos durante la resonancia, pero en los últimos años han sonado las alarmas sobre su bioacumulación en el cerebro, el hígado, los riñones y los huesos. Por ello, en 2017, la Agencia Europea de medicamentos recomendó la restricción del uso de ciertas aleaciones de gadolinio.[10] Para cuando conocí esta información, ya me había realizado unas cinco resonancias a lo largo de cuatro años.

Lejos de crear alarma o lo que yo llamo ***toxiansiedad*** (ansiedad por las toxinas), lo que pretendo es que esta información te permita entender que a veces es inevitable estar expuestos a ciertas sustancias, pero que siempre tendremos la posibilidad, en nuestro día a día, de reducir la exposición a metales pesados para ayudar a nuestro cuerpo a sanar. Ciertos compuestos, presentes en la alimentación, tienen la capacidad de unirse a metales pesados, quelarlos de forma segura y propiciar su expulsión afuera de nuestro cuerpo. Entre esos alimentos encontramos la cúrcuma *(Curcuma longa)*, el jengibre *(Zingiber officinale)*, el ajo *(Allium sativum)*, el cilantro

(*Coriandrum sativum*), las alcachofas (*Cynara scolymus*), la ciano-bacteria espirulina (*Arthrospira máxima*) o el comino negro (*Nigella sativa*). Muchos de estos alimentos forman parte del protocolo anti-inflamatorio y antidolor de este libro.

CÓMO SABER SI TENGO METALES PESADOS EN EL CUERPO

Esta es una pregunta constante en mi consultorio. Yo asumo que todos tenemos metales pesados en el cuerpo, siempre. Lo importante es conocer su nivel de toxicidad. Para averiguarlo, debes realizarte un análisis que mida su presencia en sangre, orina, cabello y heces.

INFECCIONES DE PARÁSITOS, VIRUS Y BACTERIAS

Existe una gran relación entre el dolor crónico y las infecciones. Las infecciones a menudo desencadenan respuestas inflamatorias en el cuerpo para combatir a patógenos invasores, como virus, bacterias o parásitos. Sin embargo, una vez pasada la infección aguda el dolor puede persistir, ya sea de tipo neuropático, nociceptivo o nociplástico.

La variedad de virus y dolencias asociadas a ellos es múltiple. Muchas de mis clientas, tras padecer la COVID o vacunarse contra el SARS-CoV-2, empezaron a tener migrañas, artritis y fibromialgia, o empeoraron sus síntomas. Las estadísticas van al alza y revelan más incidencia en las mujeres, que reportan un 75 % de dolor moderado a severo. Por otro lado, una infección por herpes zóster puede provocar neuralgia, un dolor persistente en los nervios después de que las ampollas hayan sanado. Las infecciones del virus del herpes simple, actuando en ciclos activos y latentes durante toda la vida de quien está infectado, pueden ocasionar sensibilización del sistema nervioso central y periférico, parálisis facial e inflamación de las neuronas periféricas desde el tórax al sacro. El virus de la hepatitis C tiene la distinción de ser el virus de hepatitis con más manifestaciones y síntomas no hepáticos, incluyendo dolores articulares, diabetes, vasculitis y neuropatías periféricas. La infección por el virus Epstein-Barr está asociada a casos de fibromialgia, esclerosis múltiple o cistitis intersticial.

Las bacterias también afectan a nuestra respuesta al dolor. La presencia de bacterias del género *Borrelia (burgdorferi, afzelii y garinii)* está asociada a la enfermedad de Lyme, con síntomas que incluyen dolores de cabeza, neuropatías, artritis, fatiga e insomnio crónico, que pueden persistir durante años tras la infección. En el caso de la artritis, la fiebre reumática se ha asociado a la respuesta inmune frente a las bacterias *Streptococcus pyogenes,* y la infección por *Proteus mirabilis* se relaciona con la artritis reumatoide, ya que la producción de anticuerpos contra la bacteria genera una reacción cruzada contra el colágeno tipo 1 presente en las articulaciones de la persona afectada.

Esta información nos hace cuestionar si realmente tenemos una enfermedad autoinmune o es nuestro cuerpo luchando contra una infección que no hemos sabido detectar y tratar a tiempo. Nuestro cuerpo siempre reacciona ante una amenaza. Si tienes dolor e inflamación que no responde a los medicamentos antiinflamatorios, lo más probable es que haya una infección detrás. Pide a tu médico análisis específicos que detecten posibles infecciones.

Puede resultarte útil consultar la siguiente tabla, que resume los microorganismos asociados a procesos de inflamación y dolor crónico.

	DOLOR NEUROPÁTICO	DOLOR NOCICEPTIVO	DOLOR NOCIPLÁSTICO
Enfermedades asociadas	Lyme Neuropatías	Artritis Dolor visceral Miopatías Miositis	Fibromialgia Cistitis intersticial Intestino irritable

	DOLOR NEUROPÁTICO	DOLOR NOCICEPTIVO	DOLOR NOCIPLÁSTICO
Agentes infecciosos	**Virus:** Adenovirus Citomegalovirus Dengue Epstein-Barr Hepatitis A, C, E Herpes simple SARS-CoV-2 Varicela VIH Zika **Bacterias:** *Borrelia burgdorferi* *Corynebacterium diphtheriae* *Helicobacter pylori* *Mycobacterium leprae*	**Virus:** Chikungunya Epstein-Barr Hepatitis B, C Influenza A, B Parvovirus B19 SARS-CoV-2 **Bacterias:** *Staphylococcus aureus* *Proteus mirabilis* *Mycoplasma pneumoniae* *Cutibacterium acnes* *Streptococcus Clostridium* **Hongos y parásitos:** Cándida *Plasmodium* *Trichinella*	**Virus:** Citomegalovirus Epstein-Barr Hepatitis Herpes Influenza Parvovirus B19 SARS-CoV-2 VIH **Bacterias:** *Borrelia burgdorferi* *Campylobacter jejuni* *Salmonella* *Shigella*

Adaptado de Cohen *et al.* 2022.[11]

TOXINAS MODERNAS, DOLORES MODERNOS

¿Te has preguntado alguna vez si los productos y sustancias que usas a diario pueden afectar a tu recuperación? Piénsalo. Si llegados a este punto sumamos todo lo que puede estar pasando en nuestro cuerpo, desde infecciones a mutaciones, ¿de verdad crees que los plásticos, los pesticidas, el tabaco, el perfume, el esmalte de uñas o el tinte de cabello no afectarán para nada tu reparación celular? Todo lo que tocamos, olemos y comemos puede afectarnos e incrementar la carga tóxica.

En este apartado quiero dar unas pinceladas de lo evidente: la presencia de xenobióticos causa inflamación.

Los xenobióticos son sustancias químicas extrañas al organismo humano. Estos compuestos son introducidos artificialmente a través de actividades como la industria, la agricultura e incluso actividades cotidianas. Por ejemplo, los plásticos contienen ftalatos, bisfenoles y dioxinas que han sido vinculados a la disrupción endocrina y la generación de procesos inflamatorios que pueden afectar la respuesta inmunológica (y por ello prohibidos en los envases de los alimentos). Se estima que consumimos más de treinta mil partículas de microplásticos al año, lo que se traduce en varios miligramos al día. Pueden estar dentro de alimentos como las ostras, el pescado y la sal marina, o en las partículas que se desprenden cuando se hacen (y liman) las uñas acrílicas en la peluquería.

Los microplásticos pueden atravesar la placenta de las embarazadas y llegar al feto, y también pueden alojarse en «órganos de limpieza» como el hígado y el riñón. Aunque hay plásticos que nos pueden salvar la vida, o facilitarla en asuntos muy importantes (por ejemplo, el que se usa en una jeringa), en nuestro día a día podemos reducir nuestra exposición a ellos. Optar por el cristal, la cerámica y el acero inoxidable es una alternativa práctica y ecológica.

Otra forma rápida de incrementar tu carga tóxica es a través del aire contaminado, porque la calidad del aire afecta directamente a tu salud. Respirar el *smog* de la ciudad no es para nada saludable, pero tampoco lo es el humo de algunas velas y ciertas fragancias. Las velas contienen contaminantes como formaldehído, benceno, tolueno y micropartículas. Si están hechas de parafina derivada del petróleo, pueden llegar a producir cuadros de neumonía. Ciertas fragancias y perfumes —incluidos los presentes en productos de limpieza corporal o del hogar, ambientadores o cremas— liberan carcinogénicos, alergenos y disruptores endocrinos. Lamentablemente, el consumidor va a ciegas sobre los ingredientes que puedan contener estos, ya que por ley las empresas pueden evitar revelar información. Su uso ha sido asociado a episodios de migrañas, asma, problemas neurológicos o dermatitis. Si quieres que tu casa huela bien, prueba hervir especias una vez al día; si eres tú quien quiere oler bien, utiliza aceites esenciales de calidad; y si quieres encender una vela, opta por aquellas de cera de abeja para ocasiones especiales.

Los pesticidas y herbicidas, por su parte, contienen ingredientes activos como organofosforados y carbamatos, que han demostrado tener efectos neurotóxicos y pueden comprometer la función del sistema inmunológico. La exposición crónica y transgeneracional (la de nuestros padres, décadas atrás) al DDT y al glifosato ha sido asociada con la generación de citocinas proinflamatorias, el bloqueo de hormonas tiroideas, obesidad, enfermedad celiaca, autismo, intestino permeable y cáncer. La presencia de glifosato, introducido por primera vez en 1974 por la empresa Monsanto, suele ser alta en cultivos modificados genéticamente, como el algodón (ropa), la soya (aceites), el betabel (azúcar), el maíz (azúcar, aceites y pienso animal). Optar por productos y alimentos de origen orgánico resulta clave para reducir la carga tóxica de alguien con dolor crónico.

Y por último, una nota sobre el tabaco. Cada vez hay más evidencia de que el consumo de tabaco es perjudicial para la salud humana —algo que sabemos ya desde hace mucho tiempo—. Tiene más de cuatro mil compuestos tóxicos que producen efectos adversos sobre el sistema inmunitario. Puede suprimir la respuesta de los linfocitos, reducir la actividad de los macrófagos, aumentar la producción de radicales libres, disminuir la cantidad de oxígeno en tejidos y provocar daño en los vasos sanguíneos que llevan nutrientes a los órganos. Es considerado un factor de riesgo en la aparición de la artritis, aumentando los marcadores de inflamación y modificando el metabolismo energético. Se ha observado que el tabaco aumenta la sensibilización del sistema nervioso, por lo que las personas fumadoras tienen el doble de probabilidades de tener dolores de cabeza o migrañas.

Paradójicamente, la nicotina tiene un efecto analgésico sobre los receptores del dolor; sin embargo, las personas fumadoras con dolor crónico suelen utilizar más analgésicos que las no fumadoras. Tener dolor crónico no resulta fácil, y muchos que se sienten vulnerables en momentos de crisis encuentran calma al fumar, creando un círculo de apego y adicción al mismo tiempo. Dejar el tabaco o cualquier sustancia adictiva puede ser una tarea compleja si no tenemos muy claro cuáles son nuestros objetivos, las herramientas disponibles, y no contamos con el apoyo de profesionales y de quienes nos rodean.

Si tienes dolor crónico, dejar el tabaco se convierte en una prioridad.

El origen del dolor puede ser diverso, sobre todo porque el estilo de vida moderno influye en gran parte los procesos inflamatorios. Es muy importante crear, desde el principio de tu tratamiento, un enfoque holístico que incluya la mejora de la higiene postural y dental, la reducción de la exposición a toxinas y el tratamiento de infecciones. Y aunque en algunos aspectos el dolor puede tener el origen en nuestra biología, hay posibilidad de alivio si trabajamos para minimizar los elementos que nos puedan estar haciendo daño.

Fuentes de dolor inesperadas

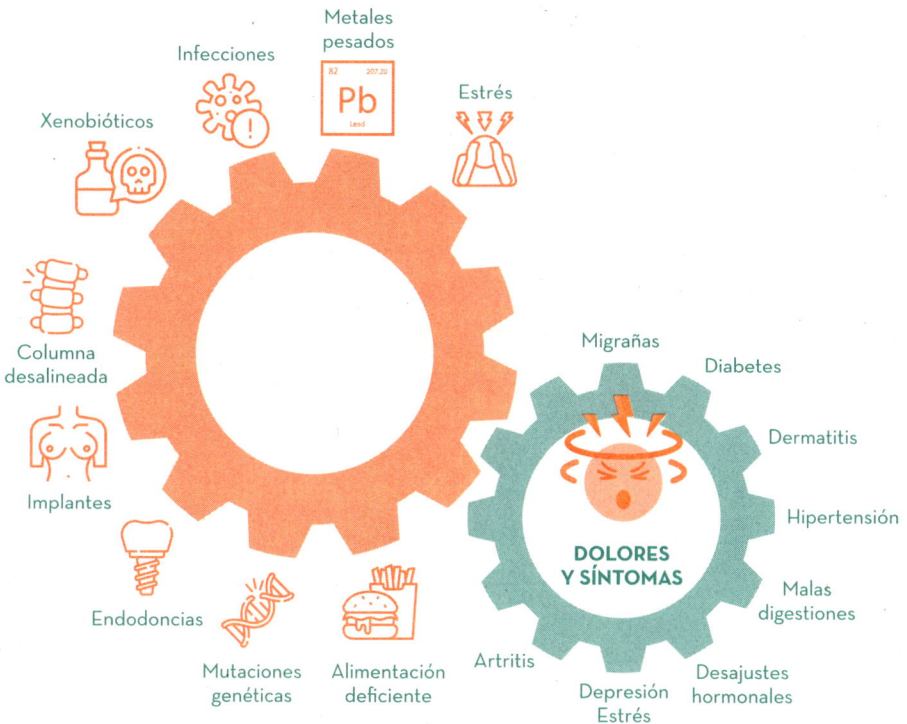

Infecciones

Metales pesados

Pb 82 207.20 Lead

Estrés

Xenobióticos

Columna desalineada

Implantes

Endodoncias

Mutaciones genéticas

Alimentación deficiente

Artritis

Migrañas

Diabetes

Dermatitis

Hipertensión

DOLORES Y SÍNTOMAS

Malas digestiones

Desajustes hormonales

Depresión Estrés

IDEAS CLAVE

- Las mutaciones en los genes que codifican las enzimas citocromo P450 o metilentetrahidrofolato reductasa pueden causar problemas en el metabolismo hepático, poca tolerancia y baja eficacia de los medicamentos antiinflamatorios, y afectar a la activación de las vitaminas del complejo B y la homocisteína. En conjunto, suponen altos niveles de inflamación y dolor.

- Los implantes y objetos extraños en el cuerpo pueden ser percibidos como una amenaza por el sistema inmunitario, generando diferentes respuestas de dolor e inflamación, descritos dentro del ASIA.

- La endodoncia, los implantes dentales y las amalgamas metálicas pueden volvernos susceptibles a infecciones crónicas y contribuir a la inflamación sistémica.

- La mala alineación de la columna vertebral puede contribuir a una variedad de dolencias, incluyendo migrañas, fibromialgia y neuropatías.

- Los metales pesados —como el plomo, el mercurio y el cadmio— pueden causar daño sistémico y contribuir a la sensibilización del sistema nervioso.

- Las infecciones crónicas por virus, parásitos y bacterias pueden ser un factor subyacente en el dolor crónico y la inflamación.

- Los xenobióticos —como plásticos, pesticidas y contaminantes del aire— pueden exacerbar la inflamación y alterar la recuperación celular.

- La exposición diaria a productos químicos nocivos es casi inevitable, pero las elecciones conscientes sobre alimentación y la adopción de hábitos saludables pueden minimizar su impacto.

5
LA VIDA ESTRESANTE ME DUELE

Ya sabes que vengo a desmontar mitos..., y es que, si antes te dije que el dolor era bueno, sentir estrés también lo es. Básicamente, el estrés es una respuesta fisiológica y psicológica del cuerpo ante situaciones percibidas como amenazantes o desafiantes. Es un mecanismo evolutivamente conservado en tu cerebro para protegerte del peligro. Para muchas personas, el estrés actúa como un acelerante del dolor en diversas situaciones, y nuestra percepción del dolor puede cambiar dependiendo de nuestro estado emocional.

El estrés puede tener muchos nombres y sentirse de diferentes maneras en función de la persona. En mis redes sociales escucho a diario frases como «el trabajo me produce estrés», «ser madre me preocupa», «no ser madre me da tristeza», «mis padres me enloquecen», «los tóxicos me dan miedo», «estar enferma me produce frustración», «mirar mi cuenta bancaria me entristece». Todo es estresante. Muchas veces pensamos que sentir esas emociones es malo. Y hasta cierto punto lo es, pero todo depende del contexto. Está bien sentir estrés si estamos corriendo para que un león no nos coma. Es lógico sentir miedo si estamos al borde de un precipicio y eso nos hace retroceder. Es natural sentir enojo cuando las cosas no salen como queremos.

Sentir emociones estresantes es parte de la naturaleza humana. Pero a veces esas emociones persisten más tiempo del necesario después de cumplir su propósito. Entonces llegan los problemas. Esto hace que nos quedemos atascados en círculos de pensamientos automáticos inútiles que afectan a nuestro presente. ¿Sigue siendo útil para ti sentir enojo cada vez que te acuerdas de algo que te dijo un médico hace quince años? Puede que no. ¿Y si te preguntara cuántas veces al día recuerdas momentos hermosos que te hacen sentir paz, amor y gratitud? Lo más probable es que sean muy pocos o ninguno. Nuestra mente es fatalista, venimos programados de fábrica para recrear historias con el peor resultado posible.

Te propongo que identifiques qué proporción de emociones sientes al día entre las que se incluyen en la siguiente tabla. ¿Eres más de la columna derecha o de la izquierda?

EMOCIONES CON ASOCIACIÓN NEGATIVA	EMOCIONES CON ASOCIACIÓN POSITIVA
☐ Ansiedad	☐ Amor
☐ Culpa	☐ Abundancia
☐ Desesperación	☐ Compasión
☐ Disgusto	☐ Divinidad
☐ Envidia	☐ Entusiasmo
☐ Enojo	☐ Empoderamiento
☐ Frustración	☐ Fuerza
☐ Miedo	☐ Gratitud
☐ Preocupación	☐ Libertad
☐ Resentimiento	☐ Perdón
☐ Soledad	
☐ Vergüenza	

SOMATIZACIÓN DE EMOCIONES

Cada vez hay más evidencia científica de que el pensamiento se traduce en emoción y la emoción en una respuesta fisiológica. Lo podemos corroborar fácilmente cuando pensamos en una comida apetitosa y se nos hace agua la boca: nuestro cuerpo responde al pensamiento. También sucede lo contrario, pensar en un momento o situación estresante puede hacernos sentir dolor en alguna parte de nuestro cuerpo (por ejemplo, el dolor de estómago o los nervios dos días antes de tener que hablar en público).

En palabras de Quico García, asesor de vida español, el modelo de pensamiento, emoción, acción y resultado (PEAR) define muy bien la cadena de cambios generados por un pensamiento en nuestro cuerpo. Los **pensamientos** sobre lo que creemos que está pasando generan una **emoción** (neurotransmisores que activan sensaciones y procesos fisiológicos), que generará una **acción** (conjunto de procesos fisiológicos hacia un movimiento del cuerpo o un proceso fisiológico, como la inflamación, la degeneración o la reparación) y esto producirá un **resultado.** Cuando ese resultado genera un problema físico se llama **somatización.** Por ejemplo, en personas con mucho estrés emocional no resuelto que automáticamente suben los hombros o fruncen el entrecejo, esa tensión acumulada durante años puede empezar a crear problemas de columna o dolores de cabeza. Para liberarnos de esa somatización debemos encontrar el pensamiento original que generó esa interpretación de la realidad y el dolor mismo.

Luna, una de mis clientas con dolor crónico en la pierna tras una cirugía con prótesis en la cadera, agravado con un diagnóstico de artritis y artrosis, somatizaba gran parte de su dolor. A lo largo de los años había ido a muchas terapias para bajar la inflamación, pero el dolor solo se intensificaba cada vez más y más. En una sesión de trabajo emocional nos dimos cuenta de que la artritis primero le quitó el trabajo que amaba; luego, los medicamentos antiinflamatorios empeoraron su cabello; y después su inmovilidad le quitó la posibilidad de ayudar a su madre cuando esta enfermó y murió. Se sentía tan culpable por su enfermedad que su cuerpo creaba más dolor del que realmente tenía. Gracias a esa sinceridad, seguimos adelante reprogramando sus emociones, y entendió que no tuvo la culpa de nada, que la enfermedad era algo que había ocurrido y que ella hizo todo lo que pudo en aquel momento con la información y los recursos de los que disponía. Su mente hizo «clic» y el dolor de su pierna disminuyó un 70 % en solo cuarenta minutos de conversación. La artritis era real, la cirugía era real, pero su interpretación del dolor anclado en las emociones era lo que la mantenía encerrada en un dolor más intenso.

HAY TRAUMAS GRANDES Y PEQUEÑOS

El dolor crónico responde a diferentes situaciones traumáticas en nuestra vida. Yo distingo entre *traumas* con *t* minúscula y *Traumas* en mayúscula. Los *Traumas* son grandes sucesos, como un accidente grave, la pérdida de un padre o de un hermano en la infancia o adolescencia, o haber sufrido abusos sexuales. Los *traumas,* en minúscula, son menos notables, como tener padres que no te pusieron tanta atención como necesitabas en la infancia, aun siendo cariñosos y responsables, haber sufrido episodios eventuales de acoso escolar o que te hayas sentido poco valorado en ciertos ambientes. Grandes o pequeños, todos los traumas pueden producir cicatrices emocionales que impactan en tu cuerpo adulto y en su recuperación.

El doctor Bruce Lipton, en su libro *La biología de la creencia,*[12] explica cómo la mayoría de los grandes traumas se alojan en nuestro subconsciente cuando nuestros cerebros aún se están desarrollando. Los grandes traumas suelen ocurrir cerca de los siete años, pero no es excluyente experimentarlos a otra edad. En las sesiones de liberación emocional de mis asesorías suelo preguntar cosas como «¿qué pasó un año antes de que apareciera tu dolor?», «¿qué edad tenías?», «¿qué te dijo tu médico cuando fuiste la primera vez a explicarle tu dolor?», «¿a cuántos médicos has ido sin tener resultados?», «¿cómo te afecta tu enfermedad en el día a día?». Y lo pregunto porque, para cambiar la balanza del dolor, hay que volver hacia atrás para poder avanzar.

Nuria llevaba años con un diagnóstico de fibromialgia, desde que tuvo a su segunda hija, hacía diecisiete años. Estaba cansada de estar enferma y no quería tomar algunos de sus medicamentos por sus efectos secundarios. Durante años, aguantó lo mejor que podía, y aunque había hecho muchos cambios en su alimentación, el dolor persistía.

Así que cuando empezamos a trabajar juntas, lo primero que hicimos fue cambiar la bioquímica de su cuerpo enfocándonos en restablecer un balance de electrolitos y glucosa e introduciendo más alimentos antiinflamatorios. Luego, empezamos a practicar técnicas de reprogramación emocional y ella se dio cuenta de que sentía el gran dolor de su espalda como un gran nudo apretado. Al profundizar en ese nudo, me decía que se había «enredado» en relaciones tóxicas, en el perfeccionismo de ser una niña buena, en sentirse culpable por no cumplir las expectativas de otros, en sufrir la incomprensión de su entorno y no haberse sentido protegida por su madre cuando sufrió un abuso de pequeña (un Trauma con mayúsculas). Juntas empezamos a desenredar ese nudo, y ella se permitió sentir las emociones alteradas para poder crear más tarde un espacio seguro de perdón, amor y gratitud.

Practicamos una técnica de visualización: Nadia se imaginaba cómo un cepillo desenredaba todos los nudos suavemente mientras dejaba ir las tensiones. La primera vez que practicamos, su dolor disminuyó un 80 % en treinta minutos. La segunda vez que la pusimos en práctica, su dolor llegó a cero.

EFECTO PLACEBO Y NOCEBO

Habrás escuchado alguna vez que si te dan una pastilla de azúcar y crees que funciona puedes curarte de cualquier cosa. Es lo que se llama *efecto placebo*. Este efecto suele utilizarse en los ensayos clínicos para probar la eficacia de un medicamento o droga como control negativo. En teoría no debería hacer nada, pero lo hace. El efecto placebo puede contar entre un 10 y el 100 % de tu tratamiento. Así de poderosa es la mente.

El efecto placebo depende de quién te lo explique, de la ropa que lleve tu médico o terapeuta, de sus lentes, su cabello, su personalidad o su tono de voz. Su eficacia dependerá de si te da una pastilla, una inyección o una galleta de colores. Dependerá de si lo que ves y escuchas de otra persona es parecido a lo que te sucedió a ti o no. Pero, sobre todo, el efecto placebo será efectivo si tú te convences lógica y emocionalmente de que funcionará en tu caso. Como enseña el doctor Joe Dispenza en uno de sus libros, el placebo eres tú.[13]

La primera vez que hablé con Paloma sobre su tratamiento contra la migraña me dijo que estaba encantada porque le funcionaba más o menos cada vez que la tomaba.

En su caso, hicimos primero el cambio a una alimentación antiinflamatoria, y, gracias a ella, Paloma pasó de tomar los seis o siete triptanes para las seis o siete crisis que tenía a la semana a tomar solo dos pastillas en un par de meses por dolores de cabeza no muy fuertes.

En ese punto, volvimos a poner atención a su relación con las pastillas, y en una sesión de reprogramación emocional ella se dio cuenta de que verdaderamente estaba furiosa porque sentía una dependencia muy fuerte hacia las pastillas para combatir las crisis. Sentía amor y odio al mismo tiempo.

Así se produjo una especie de cortocircuito en su cabeza y algo le hizo «clic». Unas semanas después me comentó que sintió que el dolor volvía al regresar de vacaciones. Por miedo a tener una crisis, decidió tomar su pastilla con la seguridad de que funcionaría, pero en esta ocasión, en vez de tomársela, solamente la tocó con la punta de la lengua y la volvió a guardar inmediatamente, sabiendo que podía controlar su dolor. ¡Y así fue! Su mente hizo otro «clic»: la pastilla fue su placebo durante años, pero comprendió que ya no la necesitaba ahora que estaba cuidando y atendiendo a su cuerpo.

Lo contrario al placebo también existe. Si todo está mal y crees que un tratamiento, comida, pastilla o terapeuta serán malos para ti, definitivamente serán malos. A esto se le conoce como **efecto nocebo.** Hay algo interesante con el funcionamiento de nuestro cerebro, y es que no distingue entre lo real y lo imaginario. ¿Has visto una película de terror en

Halloween? ¿Te dio miedo, palpitaciones aceleradas, tal vez las manos te sudaban con la música de suspense? Eso es una respuesta real a un evento estresante que no está pasando en realidad. Lo que pasa en la película no es real, pero tu mente y tu cuerpo lo sienten como verdadero. Por eso, cuando piensas mal sobre una pastilla, tu alimentación, tu terapeuta o tu tratamiento, tu cuerpo responde mal.

La creación de una nueva realidad en la que creas en tu recuperación es de vital importancia para que tu tratamiento funcione. En mi camino de sanación, desde el primer momento, creí que mis tratamientos convencionales contra el cáncer eran lo que necesitaba, hasta que la biología de mi cuerpo no pudo con tanta toxicidad acumulada y el dolor crónico me superó. Cuando decidí hacer el cambio de alimentación me convencí a mí misma de que funcionaría. Y lo hice desde la lógica, leyendo toda la evidencia científica sobre la reparación celular y desde un lugar emocional positivo, confiando en los testimonios de personas como yo que lograron sanar su cuerpo a pesar de que los fármacos convencionales no funcionaran. No voy a negar que al principio tenía miedo, pero cuando pasados diez días mi dolor se había reducido en un 80 %, incluso desconfiando, eso me dio fuerzas para seguir creyendo que ese era el camino y valía la pena seguir haciéndolo. No había vuelta atrás.

LAS BAILARINAS DE *BALLET* NO SIENTEN DOLOR

Todos los dolores son incómodos y desagradables..., excepto si el dolor aparece cuando estás haciendo algo que te gusta. Sería normal pensar que, si ejerciéramos una presión de cincuenta kilos en un centímetro cuadrado de nuestro cuerpo durante varias horas, el dolor por la compresión y el daño del tejido aparecerían, y abandonaríamos la actividad inmediatamente para no sufrir.

Si alguna vez has visto *El lago de los cisnes*, sabrás que las bailarinas utilizan zapatillas de punta, y ponen todo su peso, digamos cincuenta kilos, en las puntas de sus pies durante las horas de ensayo o de actuación. Pero no sienten dolor cuando están bailando; de hecho, sienten placer y satisfacción. ¿Hay daño del tejido? ¡Sí, claro! Aparecen moretones, se caen uñas, los dedos se inflaman después de bailar. Pero ¿es el dolor desagradable? Lo más probable es que no, porque si lo fuera, dejarían de hacerlo. Esto lo sé porque mi hermana mayor, Isabel, es bailarina de *ballet* clásico, y durante años la vi ensayando y disfrutando de su pasión sin quejas ni dolores.

> **El dolor es desagradable excepto cuando estás haciendo algo que te gusta**

Sin embargo, en el momento en el que cambia la percepción de lo que sucede en el cuerpo, el dolor deja de ser «placentero», y las bailarinas empiezan a sentir dolor, como todo el mundo. En el caso de mi hermana, no tuvo problemas en bailar, a pesar del dolor inherente producido por las zapatillas, hasta que un día, en el escenario, sintió que algo se rompía en su rodilla. Los traumatólogos determinaron que se trataba de una fisura del menisco. A pesar de hacer varias terapias físicas y de estimulación neuronal durante meses y que todo parecía estar bien, mi hermana seguía teniendo dolor. Ya no estaba disfrutando el baile, aunque lo intentara a diario. Tal vez su cuerpo había generado un trauma desde ese evento que la mantuvo bloqueada impidiéndole dejar atrás el dolor a pesar de los tratamientos.

Años más tarde, ella decidió intentar el cambio de alimentación para encontrar alivio. Decidió darse la oportunidad de hacer las cosas diferente. Así que aplicó los conceptos de la alimentación antiinflamatoria basada en vegetales dejando alimentos procesados, incorporando el consumo de muchas frutas, vegetales frescos y jugos verdes. Gracias a crear un estado de menor inflamación durante un mes, el dolor se había ido casi por completo en la rodilla y en otros sitios donde tenía pequeñas molestias. Esta mejora física le permitió trabajar en sus emociones, y finalmente pudo identificar y dejar ir los bloqueos emocionales que ocurrieron previamente. En palabras de mi hermana, «un día te das cuenta de que ya no hay dolor y sigues adelante con tu vida haciendo lo que te gusta».

Debemos entender que la reparación de nuestro cuerpo va más allá de tomar pastillas para el dolor o tratamientos físicos con la intención de que se repare de forma automática. En mi experiencia personal y la de mis clientas, los traumas y pensamientos limitantes influyen muchísimo en la percepción y manejo del dolor, y solo es posible liberarse de ellos con trabajo emocional (elevación emocional) dentro de un cuerpo que esté hidratado, nutrido y descansado.

IDEAS CLAVE

- El estrés es una respuesta natural del cuerpo frente a amenazas que puede acelerar la percepción del dolor.

- Las emociones negativas, como la ansiedad y la culpa, pueden incrementar el estrés, mientras que las positivas, como el amor y la gratitud, pueden reducirlo.

- Traumas grandes y pequeños pueden dejar cicatrices emocionales que influyen en el dolor crónico.

- La mente humana no distingue entre lo real y lo imaginario, lo que significa que las expectativas y las creencias pueden influir en la experiencia física del dolor.

- El efecto placebo puede ser una herramienta poderosa en el tratamiento del dolor, y se basa en la convicción de que un tratamiento será efectivo.

- El efecto nocebo, opuesto al placebo, puede empeorar los síntomas si se cree que un tratamiento será perjudicial.

- Crear una nueva realidad emocional de recuperación y sanación, apoyada por cambios en la alimentación y en el estilo de vida, es esencial para superar el dolor crónico.

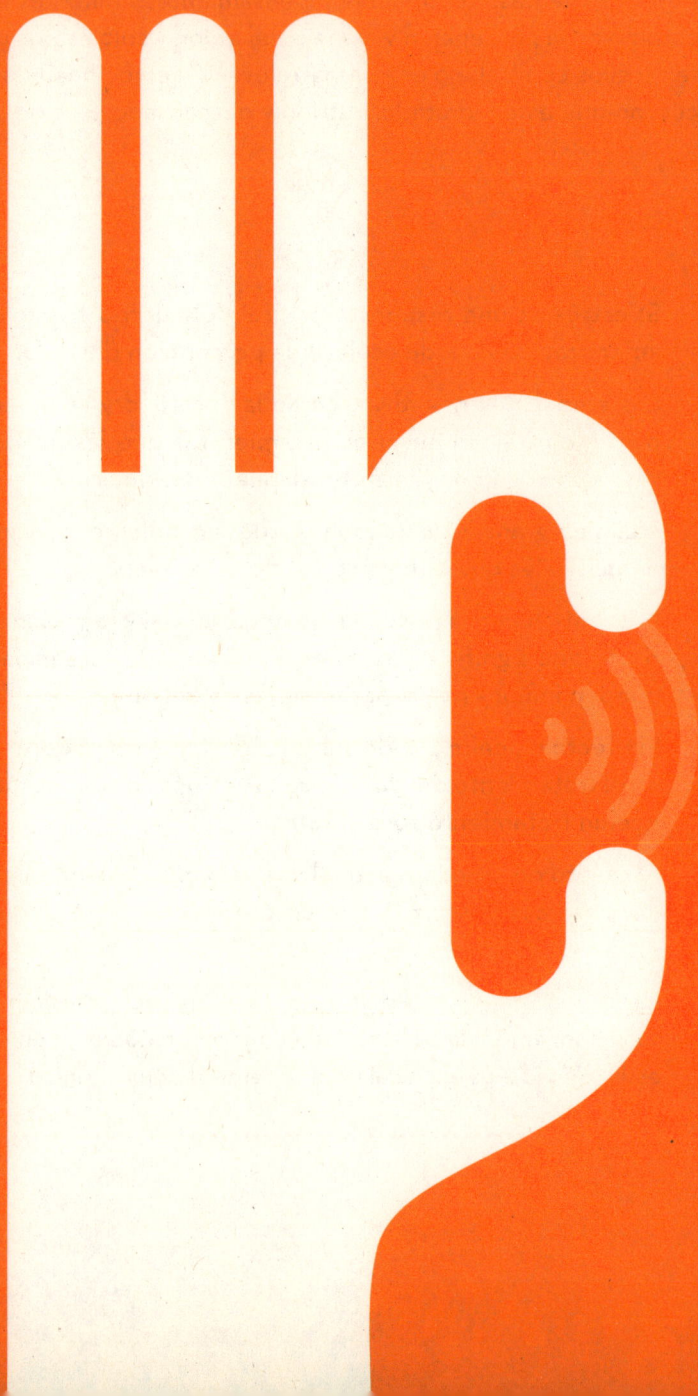

—

Parte 2

Escucha a tu cuerpo

6

UN SISTEMA INMUNITARIO FUERTE TE AYUDARÁ A ALIVIAR EL DOLOR

Cuando estaba en la universidad estudiando Biología, me inscribí en una materia que se llamaba Inmunología Celular. Ese semestre pasé muchas horas con mi tutora repasando todos los mecanismos celulares y moleculares de la respuesta inmune y de la inflamación. Para mí, saber cómo funcionaba el sistema inmunitario fue de gran ayuda, porque es nuestro ejército de batalla, el que responde ante las amenazas y el que prepara el terreno para que ocurra la reparación de los tejidos. Si trabajamos con nuestro sistema inmunitario, y no contra él, entonces puede hacer bien su trabajo.

Cuando padecemos una enfermedad con dolor y diferentes síntomas crónicos, una vez que ya no echamos la culpa a nuestros «malos» genes, a veces nos enfocamos en culpar al sistema inmunitario. Por eso, me gustaría que tú también entendieras cómo funciona y cómo se activa el sistema inmunitario, y cómo se producen los procesos de inflamación. Tal vez nadie te lo haya explicado con detalle, y saber sobre tu ejército de defensa te ayudará a buscar las mejores estrategias de tratamiento con tus terapeutas —por ejemplo, si el uso de un anticuerpo monoclonal puede ayudarte a despedirte de la migraña o de la artritis reumatoide—. Además, saber cómo funciona tu sistema inmunitario también te ayudará a entender mejor tus análisis y, sobre todo, a visualizar su funcionamiento, algo de lo que la psiconeuroinmunología viene hablando desde hace algunos años.

> La psiconeuroinmunología es un ámbito de investigación científica interdisciplinar que estudia la interacción entre los procesos psicológicos, el sistema nervioso y el sistema inmunitario del cuerpo humano.

Esta rama de la ciencia surge del reconocimiento de que la mente y el cuerpo no operan de manera aislada, sino que están profundamente interconectados. Un pensamiento genera una emoción, que genera a su vez una acción y provoca un resultado. Los investigadores en este campo exploran cómo el estrés psicológico y las emociones pueden influir en la función inmunitaria, lo que a su vez puede afectar a la salud y a la susceptibilidad a enfermedades. Por ejemplo, se ha observado que situaciones de estrés crónico pueden debilitar el sistema inmunitario, haciendo al individuo más proclive a infecciones y ciertas enfermedades crónicas.

TU RED DE DEFENSA: EXPLORAR EL SISTEMA INMUNITARIO

Como ya señalé, el sistema inmunitario es una especie de ejército que lucha por ti. Léelo otra vez: lucha por ti, no contra ti. Te va a defender de los peligros y de las amenazas que encuentre en el camino para que puedas seguir viviendo. El sistema inmunitario comprende una asociación de órganos, tejidos y células que trabajan en grupo para proteger tu cuerpo.

Es como tener un ejército con infantería, paracaidistas y fuerzas especiales trabajando de forma coordinada. Los principales componentes del sistema inmunitario incluyen órganos linfáticos primarios donde se producen las células inmunitarias, órganos linfáticos secundarios donde se lleva a cabo la respuesta inmunitaria, y tejidos y células de barrera. A continuación, veremos una descripción de cada uno de ellos.

Órganos linfáticos primarios

→ **Médula ósea:** es el lugar dentro de tus huesos donde se producen las células madre que darán origen a las células del sistema inmunitario.

→ **Timo:** es una glándula inmune y endocrina debajo de la tiroides que está involucrada en el desarrollo y la maduración de los linfocitos T.

Órganos linfáticos secundarios

→ **Ganglios linfáticos:** actúan como centros recolectores de filtración en todo el cuerpo, y contienen células inmunitarias —como los linfocitos— que ayudan a combatir infecciones. Se conectan con el resto de los órganos a través de los vasos linfáticos que recorren todo el cuerpo, apoyando la eliminación de toxinas de las células, mientras, además, pueden absorber grasas y nutrientes.

→ **Bazo:** es un órgano ubicado en el lado izquierdo del abdomen, debajo del estómago, que almacena y activa las células inmunitarias (linfocitos), además de filtrar la sangre para eliminar patógenos y células dañadas.

→ **Amígdalas y adenoides:** son tejidos linfáticos que ayudan a prevenir infecciones respiratorias al detectar y combatir patógenos. Están ubicadas en la garganta.

→ **Apéndice:** es una bolsa de tejido linfático del tamaño de un pequeño dedo pegada al inicio del intestino grueso que ayuda a prevenir infecciones bacterianas antes de que alcancen la pared del intestino e interfieran con la absorción de los nutrientes.

Células inmunitarias

→ **Linfocitos T:** son células especiales responsables de identificar y destruir células infectadas para controlar la respuesta inmunitaria. Existen linfocitos especializados de tipo CD4+ y CD8+.

→ **Linfocitos B:** producen anticuerpos que se unen a patógenos y los marcan para su destrucción.

→ **Células asesinas naturales (NK):** detectan y destruyen células anómalas, como las cancerosas.

→ **Fagocitos:** se comen y digieren patógenos o células muertas. Se distinguen células macrófagas y neutrófilas.

→ **Granulocitos:** son células blancas encargadas de distintas funciones, incluyendo la respuesta a alergenos mediada por la histamina. Combate virus, bacterias y parásitos. Pueden ser basófilos, eosinófilos, neutrófilos.

Tejidos y barreras físicas

→ **Piel:** actúa como una barrera física que impide la entrada de patógenos.

→ **Mucosas:** gracias a la producción de moco, se atrapan y retienen partículas extrañas, incluyendo microorganismos. Así se protegen diferentes tejidos internos, como la boca, la nariz, los ojos, el sistema respiratorio, el intestino y los genitales.

Habrás notado que se repiten mucho las palabras *linfa, linfático* o *linfocito,* lo que refleja la importancia de estos órganos en los mecanismos de defensa y reparación celular. Debemos cuidar el sistema inmunitario linfático para que actúe con la máxima eficacia cuando tengamos un peligro que resolver, ya sea una infección en la boca o en un dedo. Tu ejército debe estar preparado en todas partes.

Tu sistema inmunitario

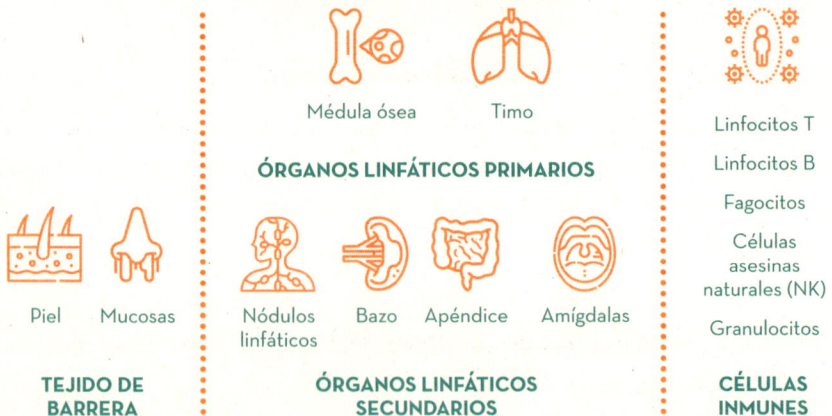

Médula ósea   Timo

ÓRGANOS LINFÁTICOS PRIMARIOS

Linfocitos T

Linfocitos B

Fagocitos

Células asesinas naturales (NK)

Piel   Mucosas

Nódulos linfáticos   Bazo   Apéndice   Amígdalas

Granulocitos

TEJIDO DE BARRERA

ÓRGANOS LINFÁTICOS SECUNDARIOS

CÉLULAS INMUNES

¿QUÉ ES UN ANTICUERPO?

Mucho se habla sobre los anticuerpos o del uso de monoclonales para combatir el dolor o la inflamación como línea de tratamiento, pero pocas personas saben qué es un anticuerpo verdaderamente, y si ese tratamiento puede ayudarlas.

Un anticuerpo es una proteína señal, en forma de «Y», que utiliza tu sistema inmunitario adaptativo para reconocer células extrañas, patógenos, toxinas o daño celular. Su función es identificar moléculas específicas (llamados antígenos), haciendo una especie de encaje o «clic» único. Para que lo entiendas mejor: es como una pieza de LEGO en forma de «Y», en cuyas «patitas» solo puede acoplarse una pieza única, con una forma y un color específico.

Esto es un anticuerpo y un antígeno

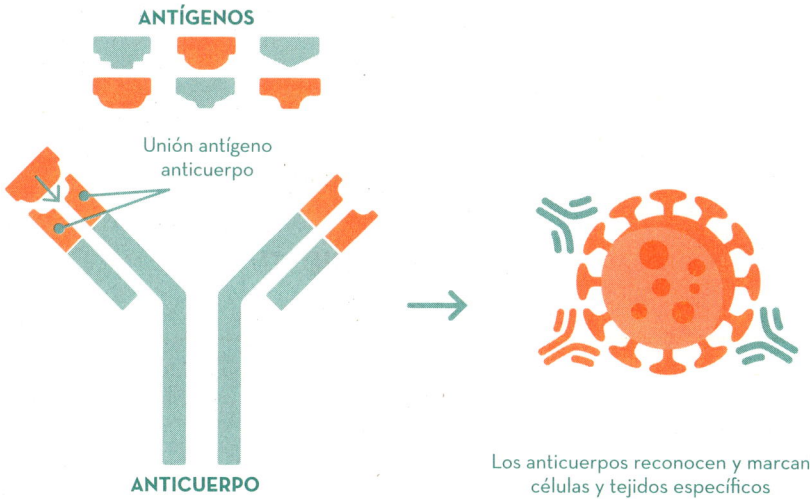

ANTÍGENOS

Unión antígeno anticuerpo

ANTICUERPO

Los anticuerpos reconocen y marcan células y tejidos específicos

La gran tecnología biológica del mecanismo antígeno-anticuerpo de nuestro sistema inmune ha sido «utilizada» por la industria médico-farmacéutica para crear medicamentos que bloqueen y desactiven el dolor. En el caso de la migraña, los tratamientos de anticuerpos como erenumab, galcanezumab o fremanezumab actúan sobre el péptido del gen de la calcitonina (CGRP), desactivando la liberación de calcio en las células nerviosas, reduciendo la inflamación que produce dolor. En el caso de la artritis, la espondilitis anquilosante y otras enfermedades autoinmunes, el uso del anticuerpo certolizumab pegol también paraliza la inflamación al acoplarse al factor de necrosis tumoral (TNF, por sus siglas en inglés), lo que también produciría una reducción del dolor.

A los anticuerpos también se les llama inmunoglobulinas (Ig), y adoptan diferentes formas según dónde se encuentren y su velocidad de respuesta. Así, distinguimos entre inmunoglobulinas IgA, IgD, IgE, IgG o IgM. Estas inmunoglobulinas suelen aparecer en análisis sanguíneos para indicar si hay inflamación o un ataque a nuestro cuerpo.

No todas las personas responden a uso de anticuerpos como mecanismo antidolor. Se estima que la efectividad puede oscilar entre un 40 y 50 % de los casos. Además hay que considerar los efectos secundarios que pueden ocasionar sus adyuvantes. Consulta los pros y contras del uso de anticuerpos con tu médico especialista y sobre todo pregúntate si a mediano y largo plazo es más prioritario bloquear la inflamación o trabajar el origen para que no se genere dolor.

TIPOS DE INMUNIDAD

De acuerdo con tu momento vital, puedes tener distintos tipos de respuesta inmune en función del tiempo de reacción o de las células involucradas.

Inmunidad innata

Esta es la primera línea de defensa del cuerpo, una respuesta inmediata y no específica ante cualquier daño inminente. Depende de barreras físicas y químicas, como la piel y las mucosas, que impiden que sustancias dañinas entren en el organismo. Además, este tipo de inmunidad se vale del pH (ácido o alcalino) para defenderte (por ejemplo, la acidez del estómago oscila entre un pH de 1.2 y 3, y la alcalinidad de la bilis entre 7.5 y 8, en la primera parte del intestino delgado; el contraste entre ambos favorece la digestión y la desactivación de posibles patógenos.

La inmunidad innata también incluye la activación de células que atacan y desactivan «todo lo raro» sin preguntar. Entre esas células se encuentran los fagocitos y las células asesinas naturales. La inmunidad innata también utiliza la fiebre para crear un ambiente hostil a los patógenos sin afectar a nuestras células, ya que, gracias a nuestros mecanismos de reparación, estas se recuperan a pesar de elevar la temperatura. Tener mocos y fiebre es muy beneficioso para defenderte de un atacante.

Inmunidad adaptativa o adquirida

La inmunidad adquirida se desarrolla a medida que el cuerpo se encuentra con invasores concretos, como bacterias o virus, a los que «puede recordar» incluso años después. Este tipo de inmunidad te dará protección a largo plazo. Con ella se crea una memoria celular, una especie de biblioteca de células inmunes que se mantienen alertas «por si acaso» y recuerdan cómo combatir a un invasor con menos tiempo y esfuerzo. Es lo que hacen los linfocitos T CD4+ y CD8+, además de los linfocitos B, que también producen anticuerpos específicos.

Inmunidad pasiva

Es un tipo de inmunidad adquirida, la primera que tenemos, que nos presta nuestra madre, transfiriendo sus anticuerpos a través de la placenta o la leche materna. Esta inmunidad desaparece con el tiempo, a medida que empezamos a crecer.

Como ves, es fundamental fomentar una buena inmunidad en la madre para tener bebés sanos.

¿QUÉ ES LA AUTOINMUNIDAD?

A muchas mujeres con dolores y síntomas crónicos les han dicho que tienen una enfermedad autoinmune o que su cuerpo se ataca a sí mismo. Es como luchar contra tus propios tejidos cuando no hay nada extraño. La medicina moderna ha intentado encontrar el origen o los detonantes de las respuestas autoinmunes, pero muchas veces no los encuentra haciendo las pruebas estándares. En algunas ocasiones puede suceder que no tengamos todavía la tecnología para detectar esos detonantes, o que no se hayan buscado con acierto. Solo el tiempo y los avances científicos pueden arrojar luz sobre este tema.

Es lo que ocurrió con la esclerosis múltiple. En un estudio publicado en la revista *Nature* liderado por un grupo de la Universidad de Stanford, se reveló que en el 25 % de los casos de esclerosis múltiple, una enfermedad autoinmune, es la infección por el virus de Epstein-Barr lo que desencadena una respuesta inmunitaria contra el sistema nervioso.[14] Una de las proteínas del virus (EBNA-1), que nuestros anticuerpos detectan para eliminar, se parece mucho a una proteína del cerebro y de la médula espinal (GlialCAM). Esta similitud da por error la destrucción de la vaina de mielina, además del virus, generándose una especie de fuego cruzado y la aparición de la enfermedad. Debieron pasar unos veinte años desde que se tomaron las muestras para tener la tecnología y la información para ver esta relación entre la infección y la consecuencia de enfermedad.

Otro caso de enfermedad autoinmune es la diabetes tipo 1 por infección de *Mycobacterium avium paratuberculosis* (MAP). Esta bacteria suele infectar la leche y la carne de vacas y cabras, y el cien por ciento de los estudios realizados en humanos hasta el momento indican la presencia de MAP en aquellos que padecen diabetes tipo 1. Cuando ocurre una infección por MAP, vemos de nuevo una similitud entre una proteína bacteriana (MAP3865c) y una proteína en la superficie de las células beta del páncreas (ZnT8). El sistema inmunitario las detecta como enemigas y por tanto «apaga» la producción de insulina, provocando la diabetes tipo 1.

También podemos observar una gran correlación entre la tiroiditis de Hashimoto y la enfermedad celiaca, ambas clasificadas como autoinmunes. En este caso, la enfermedad celiaca, en su respuesta a la presencia de gluten en cereales como el trigo, la cebada o el centeno, crea una serie de desórdenes intestinales e inflamatorios que afectan la absorción de minerales y vitaminas. La imposibilidad de absorber adecuadamente selenio y hierro, y de producir vitamina D, afecta a la producción de hormonas tiroideas. Es un efecto dominó, donde en el caso del Hashimoto, además, se genera un incremento en la producción de anticuerpos que atacan a la tiroglobulina y tiroperoxidasa, dañando más aún la tiroides. La destrucción de la tiroides puede ser una consecuencia de la respuesta inflamatoria al gluten y no un ataque al propio cuerpo. Valdría la pena pensar que es tu cuerpo diciéndote «no comas pan procesado con harinas refinadas porque me inflamo».

Julia, una de mis clientas, tenía migrañas crónicas desde que era pequeña. A sus más de treinta años, también sufría desajustes digestivos y hormonales, incluyendo hipotiroidismo. Cuando llegó a mi consultorio llevaba dos meses viviendo en un cuarto oscuro, con un dolor constante e incapacitante. Una vez que aplicamos la metodología de alimentación antiinflamatoria, sus crisis de dolor se redujeron a la mitad en las primeras tres semanas, y en menos de seis meses pudo volver al trabajo sin dolor. Además, el cambio de alimentación la ayudó a bajar la inflamación y la reactivación de su sistema inmunitario, lo que le permitió recuperar el funcionamiento de su tiroides y dejar el tratamiento con levotiroxina, al no necesitarlo más.

Si te han diagnosticado una enfermedad autoinmune, es probable que te hayas hecho análisis de anticuerpos contra un marcador de inflamación. Sin embargo, los orígenes de la autoinmunidad o de la inflamación son diversos como lo vimos en el capítulo cuatro, y se deben atacar en todos sus frentes. Siempre reaccionamos contra algo, que tú o tu médico no sepan todavía exactamente a qué —o que la ciencia todavía no lo haya descubierto— no significa que no esté allí. Creo firmemente que el cuerpo jamás se atacará a sí mismo. Nos ama profundamente y quiere que estemos sanos.

SI TIENES DOLORES Y SÍNTOMAS CRÓNICOS, HAZTE ESTAS PREGUNTAS:

Si tengo un diagnóstico de autoinmunidad,

→ ¿ya probé quitar todos los alimentos que generan inflamación?

→ ¿me hicieron estudios contra los posibles virus que están en mi cuerpo?

→ ¿me sugirieron hacer estudios de parásitos?

→ ¿me hicieron pruebas para deficiencias nutricionales de todas las vitaminas importantes, incluyendo minerales?

→ ¿tengo alguna mutación genética que me impide procesar las toxinas?

→ ¿me realizaron estudios de metales pesados?

→ ¿tengo implantes en el cuerpo, o infecciones en endodoncias?

→ ¿evacúo todos los días y digiero bien la comida?

→ ¿tengo traumas emocionales no resueltos?

→ ¿tengo un trabajo al que no quiero ir?

→ ¿tengo una relación abusiva de la que quiero salir?

Se ha demostrado que todo esto es una pieza del rompecabezas de la autoinmunidad. Muchas de mis clientas, cuando les hago estas preguntas, me dicen:

—Carla, jamás me he hecho esos estudios y tampoco he abordado todas estas causas. Solo tomo pastillas antiinflamatorias.

A lo que les contesto:

—Entonces, tenemos una gran oportunidad de trabajar por tu recuperación.

IDEAS CLAVE

- Tu sistema inmunitario es tu ejército contra infecciones por virus, parásitos bacterias y cualquier agente ajeno al cuerpo.

- El sistema inmunitario se conforma de una serie de órganos, tejidos y células en todo el cuerpo que llevan a cabo la respuesta inmunitaria de forma coordinada. Entre los órganos inmunes están la médula ósea, el timo, el bazo, los ganglios linfáticos, las amígdalas, los adenoides y el apéndice. Entre las células tenemos a los linfocitos B y T, los granulocitos, los fagocitos y las células asesinas naturales. Las mucosas también son parte de la red de defensa del cuerpo.

- Los anticuerpos son un tipo de señal o «etiqueta» que utiliza el sistema inmunitario para detectar sustancias dañinas. Actualmente se pueden crear medicamentos que ayuden a bloquear funciones celulares que producen dolores e inflamación.

- Los análisis sobre anticuerpos pueden ayudarnos a saber si una infección es muy reciente o si ya pasó hace tiempo.

- Podemos tener una inmunidad innata que nos permite responder ante un ataque no específico. Además, gracias al aprendizaje celular del sistema inmunitario, generamos una inmunidad adaptativa muy específica contra virus, bacterias o parásitos.

- Las enfermedades autoinmunes indican el ataque al propio cuerpo. El avance de la ciencia ha demostrado que en muchas ocasiones el proceso de autoinmunidad se produce como efecto colateral del ataque de una infección o toxina primaria.

7
LA INFLAMACIÓN VIENE AL RESCATE

En el capítulo anterior quise incidir en que tener un sistema inmunitario con todos sus órganos y tejidos que funcionan y reaccionan es lo mejor que te puede pasar. Lo mismo aplica para la inflamación, un término que escuchamos cada vez más en el día a día.

Imagínate de nuevo el sartén humeante, ese que te conté que tenía en mi departamento en San Sebastián que desató la alarma contra incendios. Esta vez, imagina que no hay nadie en casa que vigile y el sartén empieza a salpicar grasa caliente produciendo llamas. El fuego se empieza a extender rápidamente y las llamas están alcanzando las casas vecinas. Un vecino se da cuenta y llama a los bomberos. Los bomberos llegan y logran apagar el fuego con esfuerzo, y todo queda hecho un caos, con tres casas afectadas, inundadas y quemadas. Ahora, imagina que la comunidad de propietarios no puede dejarlo así, y activa el protocolo de «reconstrucción total»: se encarga de llamar al albañil, al decorador y al jardinero para reconstruir las casas y dejarlas como nuevas, como si nada hubiera pasado. Eso mismo podemos aplicar a la inflamación.

Sabemos que el dolor es una de las señales por las que podemos determinar la presencia de inflamación en nuestro cuerpo, pero también sabemos que hay inflamación cuando vemos hinchazón, enrojecimiento y calor en una zona o tejido. Tener un proceso inflamatorio descontrolado y crónico puede hacer además que perdamos funciones en órganos y tejidos, por ejemplo, pérdida de cartílago y hueso en la artritis, disminución de la producción de insulina que contribuye a la diabetes, o insuficiencia cardiaca por daños en el músculo del corazón.

La inflamación es un proceso conservado evolutivamente que lleva miles de años programado dentro de nuestro ADN.

> Se encarga de activar un programa de defensa para protegerte de bacterias, virus, toxinas, infecciones, y de los típicos golpes y cortes gracias a la acción del sistema inmunitario. Aunque admito que a nadie le gusta caerse o cortarse un dedo, y mucho menos tener dolor, sin inflamación no hay reparación.

Dependiendo del grado y de la extensión de la respuesta inflamatoria, ya sea local o sistémica, suceden cambios metabólicos que redirigen la energía y los nutrientes al sistema inmunitario a costa de sacrificar otras funciones del cuerpo menos indispensables. Por eso, cuando hay inflamación, aparecen síntomas asociados como fatiga, disminución de libido, y del apetito, además de cambios en la presión arterial, regulación de la glucosa e insulina, alteración del sueño, pérdida del cabello, infertilidad, tristeza y depresión. Si la inflamación está encendida, entramos en «modo supervivencia», y tu cuerpo, que es superinteligente, sabe que es más importante apagar el fuego de la casa antes de plantar flores en el jardín.

CÓMO OCURRE LA INFLAMACIÓN, PASO A PASO

La inflamación se desarrolla básicamente en 4 fases: de lesión, vascular, celular y de resolución.

Fase de lesión o estímulo inicial

La inflamación generalmente comienza en respuesta a una lesión o un estímulo, por ejemplo, una infección, un corte, una quemadura, la radiación, o la presencia de toxinas o de traumas. En esta etapa, las células dañadas liberan señales que activan el proceso inflamatorio, como prostaglandinas, histamina, leucotrienos, citocinas, las cuales tienen la capacidad de preparar el ambiente celular para la siguiente fase. A veces, el estímulo inicial puede ser múltiple, por ejemplo, una lesión en un accidente que nos creo un trauma.

En esta fase empiezan a sonar las alarmas de incendios y se llama a los bomberos.

Fase vascular

En esta fase, los vasos sanguíneos se dilatan, se vuelven más permeables y permiten filtrar líquido hacia los tejidos y crear hinchazón. El dolor, el enrojecimiento y el calor sirven como barrera física contra la propagación del daño. Esto permite un aumento del flujo sanguíneo hacia la zona afectada y la migración de células del sistema inmunitario, como los fagocitos (monocitos, macrófagos, neutrófilos y células dendríticas) y las células asesinas naturales hacia el lugar de la lesión.

Esta es la fase en la que llegan los bomberos, se hace un perímetro de actuación, se conectan las mangueras, se abre la llave y se empieza a inundar la casa con agua.

Fase celular

Los macrófagos y las células asesinas empiezan el trabajo de inactivación del daño, «comiéndose» los patógenos y eliminando restos celulares dañados. En esta fase también se involucra la acción de células específicas mediadoras del daño, incluyendo los linfocitos CD4+ y CD8+, además de linfocitos B, gracias a la acción de los anticuerpos específicos.

Entre todas estas células se desarrolla una comunicación bioquímica coordinada, llamada inflamasoma. Los mensajeros incluyen proteínas que actúan como señales moleculares, como el factor de necrosis tumoral alfa, interleucina 1 (IL-1), interleucina 2 (IL-2), interleucina 8 (IL-8), proteína quimiotáctica de monocitos 1, ciclooxigenasa-2 (COX-2), 5-lipoxigenasa (5-LOX), matriz de metaloproteinasa, y algunos trozos de ADN y ARNm.

En esta fase se inactiva el fuego dentro de casa con la ayuda de bomberos especialistas que coordinan el procedimiento con un código de comunicación especial.

Fase de resolución

Después de eliminar la amenaza o el agente causante, comienza la fase de resolución. En esta etapa, se restaura la homeostasis y se reparan los tejidos dañados. Fagocitos, células asesinas y linfocitos remanentes son eliminados, y la inflamación disminuye.

Se van los bomberos y empieza la reconstrucción. El albañil levanta las paredes, el decorador pinta y pone los muebles en su sitio, y el jardinero planta hermosas flores en la entrada de la casa.

AHORA TE TOCA A TI

Cuando observas tus síntomas y dolores, ¿en qué fase de la inflamación te encuentras, de lesión, vascular, celular o de resolución?

La inflamación crónica te avisa que algo no funciona

En el escenario perfecto, la inflamación pasa por sus cuatro fases rápidamente y se acabó. Es lo que llamamos **inflamación aguda.** Si la fuente del daño es eliminada rápidamente, comienza la reparación celular y te liberas de la inflamación. Suele durar entre tres días y dos meses.

Pero si estás con dolor desde hace tiempo, puede que algo falle y que se convierta en **inflamación crónica.** En caso de que el daño continúe, ya sea por algún golpe, quemadura, la presencia de toxinas, radiación, infecciones, implantes o traumas, tu cuerpo seguirá activando toda su maquinaria de defensa a costa de agotar los recursos.

Existe además la **inflamación crónica de bajo grado.** Es un estado intermedio entre la inflamación aguda y crónica, en el que existe una respuesta inflamatoria constante, pero en niveles más bajos, de forma que no se activa a toda potencia el sistema inmunitario, pero se consume energía al estar siempre activo. Como cuando tenemos la TV conectada en *stand by*: no está encendida pero gasta electricidad igual. Puede llegar a ser frustrante si estás intentando obtener un diagnóstico sobre tu dolor o tus síntomas, te hacen análisis de inflamación y anticuerpos, y nada está lo suficientemente «elevado» como para detectarse y poder decir con certeza qué es lo que ocurre.

Los tipos de inflamación en tu cuerpo

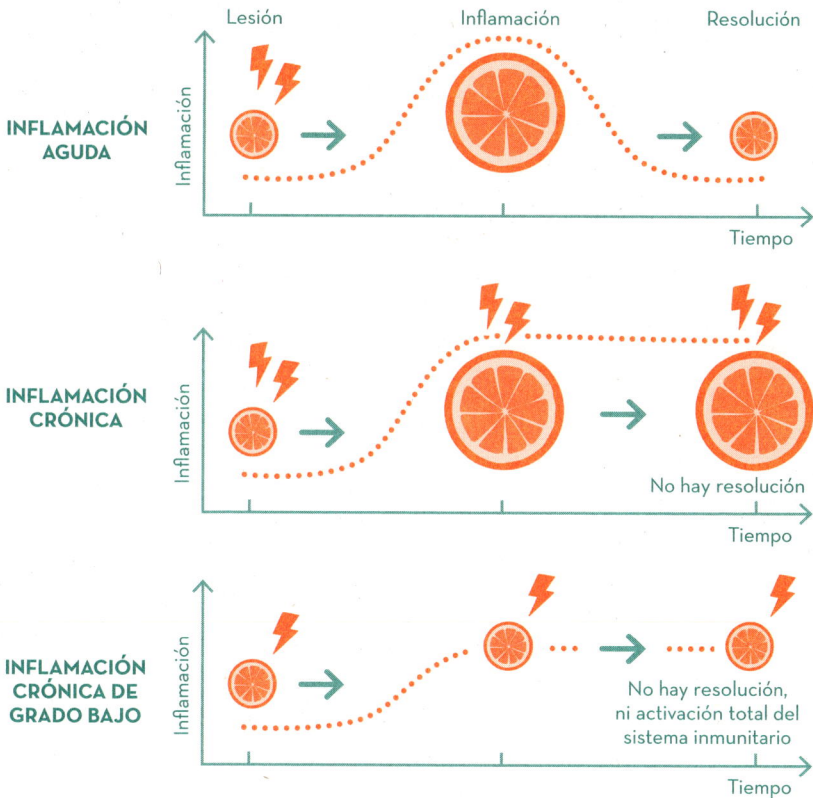

INFLAMACIÓN AGUDA — Lesión / Inflamación / Resolución — Inflamación / Tiempo

INFLAMACIÓN CRÓNICA — Inflamación / No hay resolución / Tiempo

INFLAMACIÓN CRÓNICA DE GRADO BAJO — Inflamación / No hay resolución, ni activación total del sistema inmunitario / Tiempo

LAS GRASAS MEDIAN LA PAZ Y LA GUERRA INFLAMATORIA

Las grasas son superimportantes para mediar el inicio y el final de la guerra inflamatoria, o mejor dicho, para que se apague el incendio descontrolado en tu cuerpo. Especialmente, los ácidos grasos omega 6 inician una serie de señalizaciones proinflamatorias incluyendo moléculas como prostaglandinas, leucotrienos y tromboxanos, mientras que los ácidos grasos omega 3 generan moléculas antiinflamatorias como las protectinas y las resolvinas.

La relación equilibrada entre los ácidos grasos omega 6 y omega 3 es fundamental para mantener un estado de inflamación saludable. Se estima que esta proporción idealmente debe estar en cuatro a uno (cuatro partes de omega 6 por una parte de omega 3). Sin embargo, en la dieta moderna la proporción tiende a estar desequilibrada, con un exceso de omega 6 y una insuficiencia de omega 3. En las dietas occidentales esta relación alcanza valores alarmantes de hasta veinticinco a uno, según la población donde se mida y su tipo de alimentación. Eso representa un gran problema si tienes dolores e inflamación, porque, aunque recibas un tratamiento farmacológico para combatirlos, el desequilibrio de nutrientes no te ayudará a conseguirlo.

Ambos ácidos grasos son esenciales, es decir, tenemos que consumirlos con nuestra alimentación, al no ser producidos por el cuerpo. Basta tan solo con consumir sus precursores para que nuestras enzimas realicen un trabajo de activación y obtengamos una molécula activa. Es como si una pepita de oro pasara por una serie de transformaciones a manos de un orfebre para convertirse en un anillo de bodas. En este caso, el precursor de los ácidos grasos omega 6 es el ácido linoleico (AL), mientras que el ácido alfa-linolénico (ALA) es para los omega 3.

Sin embargo, entre los omega 6 y omega 3 existe un problema de competencia desleal. En cada paso metabólico, para generar sus compuestos activos, como el ácido araquidónico (ARA, del tipo omega 6), el ácido eicosapentaenoico (EPA) y el ácido docosahexaenoico (DHA, del tipo omega 3), ambos compiten y comparten las mismas enzimas que los transforman. En el ejemplo del anillo de bodas, sería como querer hacer cuatro anillos de platino, además de cuatro anillos de oro al mismo tiempo, sin contratar más orfebres. Podemos decir que, si no comemos la proporción adecuada de grasas, nuestro cuerpo mantendrá la inflamación.

Una enzima es una proteína que actúa como una especie de fábrica: entra una materia prima y la transforma en otro producto. Las enzimas están codificadas por genes en nuestro ADN, y su estructura se compone de diferentes aminoácidos.

Los ácidos grasos omega 6 y omega 3 son importantes para resolver el dolor y la inflamación

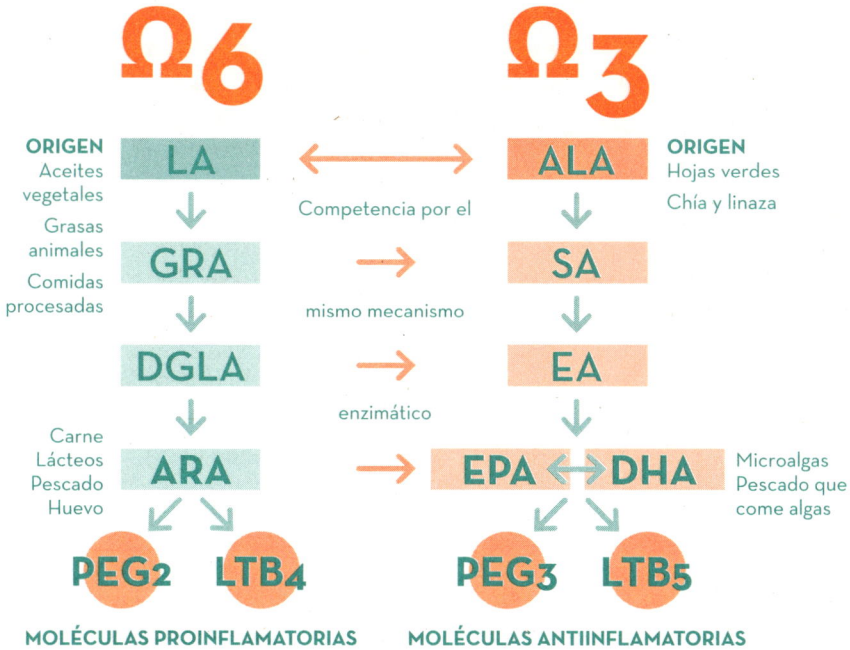

Ω6

Ω3

ORIGEN
Aceites vegetales

Grasas animales

Comidas procesadas

Carne
Lácteos
Pescado
Huevo

LA ←→ **ALA**

Competencia por el

GRA → **SA**

mismo mecanismo

DGLA → **EA**

enzimático

ARA → **EPA** ←→ **DHA**

ORIGEN
Hojas verdes

Chía y linaza

Microalgas
Pescado que
come algas

PEG2 **LTB4**

PEG3 **LTB5**

MOLÉCULAS PROINFLAMATORIAS   **MOLÉCULAS ANTIINFLAMATORIAS**

Una vez que sabemos la importancia de los ácidos grasos omega 6 y omega 3, nos preguntamos dónde obtenerlos. Los omega 6 se encuentran en mayor proporción en aceites vegetales de maíz, girasol, o algodón, alimentos procesados con aceites y productos animales como carnes rojas y blancas, aves, huevo, lácteos y en frutos secos. Por su parte, el omega 3 está presente en mayor proporción en pescados grasos como el salmón, los pescados azules, la linaza, la chía o el cáñamo.

Curiosamente, que los pescados azules o el salmón tengan una mayor concentración de omega 3 EPA y DHA se debe a que su alimentación incluye microalgas y fitoplancton, un tipo de plantas marinas que producen esos ácidos grasos que el pescado bioacumula en sus tejidos. Los animales de tierra obtienen omega 3 precursores del ALA siempre y cuando coman pasto y hojas verdes, que luego transformarán en EPA y DHA enzimáticamente. Para nosotros los humanos, lo más importante es favorecer el consumo de ácidos grasos omega 3, pero sin bloquear su síntesis comiendo mucho omega 6.

> La fuente original de ácidos grasos omega 3 son las plantas marinas y terrestres, y su consumo es esencial para todos los organismos de la cadena alimentaria, incluidos nosotros, los seres humanos.

POR QUÉ NO FUNCIONAN LOS FÁRMACOS ANTIINFLAMATORIOS

La mayoría de las mujeres que tienen dolores han probado medicamentos que bloquean la señalización del dolor. Cuando estos no funcionan, debemos preguntarnos por qué, armadas con la lupa de Sherlock Holmes.

En la sección anterior vimos como el ARA, un tipo de omega 6, está involucrado en el inicio de la inflamación. La transformación molecular del omega 6 proinflamatorio puede ocurrir por la acción de tres importantes elementos: ciclooxigenasas (COX), lipoxigenasas (LOX) y citocromo P450 (CYP450). Estos tres mecanismos han dado pie al diseño de medicamentos para bloquear la acción y producción de moléculas inflamatorias que generan dolores.

La aspirina y los antiinflamatorios no esteroideos, como el ibuprofeno y el dexketoprofeno (Enantyum), actúan bloqueando las COX1, mientras que Vioxx y Celebrex se utilizaron como «superaspirinas» para bloquear la acción de las COX2. Estos dos últimos medicamentos, a pesar de ser superventas de las farmacéuticas, fueron retirados del mercado por su alta toxicidad y el riesgo de enfermedad del corazón entre sus efectos secundarios.

Ahora imagínate el escenario. Estás tomando tus medicamentos anti-COX para cortar la producción de moléculas proinflamatorias, pero sigues consumiendo alimentos que introducen ARA en grandes cantidades, como aceites y productos animales, tu dolor seguirá viviendo si no cambias tu alimentación. La mayoría de mis clientas que toman medicamentos antiinflamatorios, para el dolor de cabeza, de articulaciones y musculares, cuando hacen el cambio de alimentación se dan cuenta en las primeras semanas de que su tratamiento farmacológico es más eficiente y rápido que antes, por lo que consultan a su médico sobre la posibilidad de ir disminuyendo progresivamente las dosis de antiinflamatorios.

Soy científica y eso me ha llevado a entender que no todos los analgésicos funcionarán igual para todas de acuerdo con nuestra genética. Ese es el caso de quienes padecen mutaciones en las rutas del citocromo P450 (CYP450). Cuando tomas un analgésico, tu cuerpo lo procesa a través de las enzimas CYP450 del hígado para convertir al medicamento en su forma activa para que haga efecto, o inactivarlo para facilitar su eliminación.

En los humanos existe una amplia variación genética de CYP450, es decir, hay mutaciones que afectan el funcionamiento de las enzimas CYP450. Esto puede influir en la rapidez o la lentitud con la que una persona metaboliza un medicamento. Algunas personas pueden tener enzimas CYP450 más eficientes, lo que lleva a una metabolización rápida de los medicamentos, mientras que otras pueden tener enzimas más lentas.

Esto genera al menos cuatro tipos de posibles respuestas a los fármacos: metabolización rápida (enzima normal), metabolización ultrarrápida (enzima hiperactiva), metabolización intermedia (enzima poco activa) o metabolización deficiente (enzima inactiva o mínimamente activa). Dependiendo de tu respuesta, necesitarás una dosis mayor o menor, o el medicamento administrado tendrá un mayor o menor efecto (o ninguno).

TIPO DE METABOLIZACIÓN	DOSIS DEL MEDICAMENTO
Rápida	Normal
Ultrarrápida	Muy alta, las enzimas desactivan inmediatamente el medicamento

TIPO DE METABOLIZACIÓN	DOSIS DEL MEDICAMENTO
Intermedia	Alta, se necesita una dosis más alta de medicamento para forzar su acción
Deficiente	Alta e ineficiente, su acumulación genera toxicidad e incrementa los efectos secundarios

Si una persona tiene un metabolismo ultrarrápido de CYP450, es posible que necesite dosis más altas de un analgésico para lograr el alivio del dolor. Por su parte, un metabolizador deficiente o lento puede aumentar el riesgo de acumulación del medicamento y posibles efectos secundarios. Las mutaciones de diferentes enzimas CYP450 afectan a la acción de fármacos como la fenitoína, el fenobarbital, el tramadol, la codeína, la hidrocodona, los antidepresivos (amitriptilina y duloxetina), y otro tipo de medicamentos, como el omeprazol (antiácidos) o el tamoxifeno (usado en el cáncer de mama).

Además, las enzimas CYP450 también son responsables de las posibles interacciones entre medicamentos. Si una persona está tomando varios fármacos que son metabolizados por las enzimas CYP450, puede haber competencia por la actividad enzimática, lo que afecta a la eficacia y seguridad del tratamiento.

¿Qué pasaría si se forma la tormenta perfecta con mutaciones genéticas, medicamentos que no funcionan, desequilibrio de grasas antiinflamatorias en la alimentación y otros agresores que perpetúan el problema de la inflamación? Que el dolor no se irá.

IDEAS CLAVE

- La inflamación se produce por una lesión o trauma que genera dolor, hinchazón, enrojecimientos o pérdida de la función de un órgano o tejido en el cuerpo.

- Los procesos inflamatorios gastan mucha energía, por lo que otras funciones corporales como la libido, el sueño, la producción del cabello, la fertilidad o las emociones se ven afectadas y disminuidas.

- Dependiendo del tiempo que dure un proceso inflamatorio, este puede ser agudo (entre tres días y dos meses) o crónico (cuando dura más de dos meses sin resolución).

- La inflamación ocurre en varias fases, involucrando la acción de tejidos y células del sistema inmunitario, produciendo moléculas señalizadoras de la inflamación, como el factor de necrosis tumoral alfa (TNF), la interleucina 1 (IL-1), la interleucina 2 (IL-2), la interleucina 8 (IL-8), la proteína quimiotáctica de monocitos 1, la ciclooxigenasa-2 (COX-2), 5-lipoxigenasa (5-LOX) o la matriz de metaloproteinasa.

- Los ácidos grasos omega 6 inician la respuesta proinflamatoria, mientras que los ácidos grasos omega 3 median la resolución de la inflamación. Las dietas actuales presentan un gran desequilibrio entre los omega 6 y omega 3, con ratios hasta de veinticinco a uno. Para potenciar una mejor respuesta antiinflamatoria, se recomienda reducir el consumo de alimentos altos en omega 6 (aceites vegetales y productos animales) y aumentar el consumo de precursores de omega 3, proveniente de las plantas o algas (hojas verdes, chía o linaza).

- Las enzimas que median la respuesta proinflamatoria de los omega 6 son las ciclooxigenasas (COX), las lipoxigenasas (LOX) y los citocromos P450 (CYP450). Mutaciones en los genes que codifican el complejo enzimático CYP450 pueden generar una metabolización lenta de medicamentos antiinflamatorios, haciéndolos ineficientes o generando una acumulación mayor de toxicidad, con más efectos secundarios que en la población normal.

8
MUCHA INSULINA, POCA REPARACIÓN

El siguiente apartado está dedicado a uno de los temas que más me apasionan: la resistencia a la insulina y su conexión con el dolor y la inflamación. Es emocionante para alguien como yo, que padeció por ovario poliquístico, cáncer y dolor crónico, y cuyo abuelo y padre padecen diabetes tipo 2, poder poner claridad en este asunto para recuperar la vitalidad.

> **Eliminar la resistencia a la insulina es una prioridad para vivir en un cuerpo con menos inflamación y dolor.**

CORTOCIRCUITO METABÓLICO: RESISTENCIA A LA INSULINA

Tu cuerpo tiene dos grandes mecanismos de obtención de energía: las grasas y los carbohidratos. Las grasas están diseñadas para un momento de escasez, como el invierno, y los carbohidratos para un momento de prosperidad, como la primavera o el verano; o si vives en el trópico, para la estación lluviosa y seca. Los carbohidratos se usan al momento, y si hay un exceso, nuestros cuerpos pueden almacenarlos en forma de grasa para usarlos cuando no haya disponibilidad de comida. Debido a esa flexibilidad metabólica, los humanos hemos podido adaptarnos a diferentes ambientes lejos de donde nació nuestra especie, el trópico.

La glucosa es el principal combustible de hígado, músculos, cerebro y sistema inmunitario. No puede ser ni poca ni mucha, porque, si no, habrá problemas. Cuando comemos, nuestras enzimas digestivas rompen grandes moléculas de carbohidratos y almidones en su mínima expresión para utilizarlas como combustible. Para que esto ocurra, disponemos de una hormona que nos ayuda a escoltar la entrada de glucosa dentro de las células: la insulina. La insulina es segregada por el páncreas cuando hay glucosa en la sangre, y actúa como llave molecular para abrir la puerta de entrada a las células que necesitan energía. Si todo va bien, la insulina abre la puerta, la glucosa atraviesa el umbral y se dirige a las fábricas energéticas, las mitocondrias, para crear energía y funcionar perfectamente.

Pero ¿qué pasa si hay glucosa esperando y la puerta no se abre? La glucosa se acumula en la sangre y vemos ese pico de glucosa que todos creemos que es tóxico. En cierto sentido lo es, pero por mucho más de lo que crees. Tu cuerpo, que es muy sabio, en ese momento manda señales de alerta al páncreas y dice: «Oye, necesito más llaves, esta que me enviaste no funciona». El páncreas, como un buen trabajador, envía más insulina, pero puede que la puerta siga sin abrirse. Las células se desesperan, tienen hambre.

¡Ahhhhhh! La glucosa se empieza a acumular mucho más tiempo en sangre y manda señales de alarma para conseguir más «llaves» de insulina. Finalmente, termina abriendo la puerta a la fuerza, y la glucosa logra pasar, aunque en la mayoría de los casos no toda pasa esa puerta. Esto es la primera parte de la definición de la resistencia a la insulina: oposición al paso de la glucosa por la acción de la hormona insulina.

¿Qué haríamos si fuéramos Sherlock Holmes en este momento? ¡Ver por qué la llave no funciona! Desde hace décadas, en el laboratorio, la forma de crear resistencia a la insulina en los ratones es darles una dieta alta en grasas saturadas. Eso tal vez nos haga ver que los carbohidratos y la glucosa no son el problema, después de todo.

En 1999, un estudio de la Universidad de Yale, en Estados Unidos, logró demostrar que la acumulación de gotitas de grasa dentro de las células, la llamada *grasa intramiocelular*, bloquea los receptores de insulina desde dentro de la célula alterando la cerradura molecular en humanos.[15] La grasa, de forma natural, debe acumularse para uso energético solo en los adipocitos, las células especialmente diseñadas para almacenarla. Pero cuando el hígado, los músculos y otros órganos empiezan a almacenar grasas cuando no deberían, hay grandes problemas. Y esto nos lleva a la segunda parte de la definición de la resistencia a la insulina: tener una acumulación de grasa en tejidos que no están preparados para ello.

> La resistencia a la insulina es el fenómeno por el cual se acumula glucosa en la sangre por una acción ineficiente de la insulina, producto de la acumulación de grasa intramiocelular dentro de células y tejidos que no están preparados para ello.

La resistencia a la insulina es mediada por la grasa intramiocelular

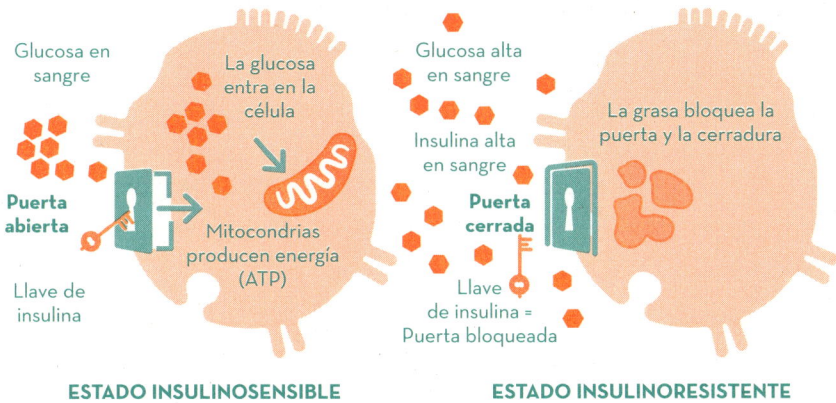

Glucosa en sangre

La glucosa entra en la célula

Puerta abierta

Llave de insulina

Mitocondrias producen energía (ATP)

Glucosa alta en sangre

Insulina alta en sangre

Puerta cerrada

Llave de insulina = Puerta bloqueada

La grasa bloquea la puerta y la cerradura

ESTADO INSULINOSENSIBLE　　**ESTADO INSULINORESISTENTE**

Se ha observado que a más grasa saturada en la dieta, habrá más glucosa atascada en la sangre si se consume algún carbohidrato, sea natural de la fruta o procesado de una dona. Comer una elevada cantidad de grasas hace que tengas picos de glucosa tardíos, entre veinticuatro y cuarenta y ocho horas después de comer, que no suelen relacionarse con la comida que estás comiendo en ese momento. Por esto, muchas personas interpretan erróneamente su medición de glucosa en sangre, al no contar con el efecto retardado que ejerce comer grasas.

Nuestro diseño biológico utiliza dos combustibles para producir energía, carbohidratos o grasas, y estos no se deberían mezclar en proporciones similares en la comida porque generarán resistencia a la insulina. Resulta contraproducente recomendar una alimentación «equilibrada», con grasas y carbohidratos estando al mismo nivel energético. O es uno, o es el otro. Si se mezclan inadecuadamente, generan un cortocircuito metabólico. Es como si decidieras colocar en tu coche mitad diesel y mitad gasolina. El coche funcionaría por un rato, pero el motor se desgastaría y eventualmente dejaría de funcionar.

Para que lo veas de forma práctica, imagina que cenaste tocino, mantequilla o comidas con aceites, y a la mañana siguiente desayunas una ración de piña. Si procedieras a medir tu glucosa un par de horas después, probablemente notarías un pico muy considerable. Y seguramente le echarías la culpa a la piña, porque es lo que te comiste en ese momento. Sin embargo, esa facilidad de que la glucosa de la piña haya entrado en tus células fue consecuencia de haber ingerido grasa previamente en la cena, no de la ración de fruta de la mañana.

Ahora, imagínate que decides seguir haciendo el experimento de los picos de glucosa pero sin la fruta. Repites la misma cena, pero cambias el desayuno por un *omelette* y procedes a medirte tu glucosa. Lo más probable es que observes que no hay pico de glucosa. Y es lógico, porque los huevos no llevan glucosa. Aquí es donde se suele llegar a la conclusión, errónea, de que comer fruta por la mañana no es bueno porque eleva la glucosa en sangre.

Ahora, si hiciéramos bien el experimento para ver la correcta metabolización de la piña por la mañana sin que se eleve el pico de glucosa, sería necesario tener una alimentación rica en vegetales, con menos del 20% del total de kilocalorías en forma de grasa, y mantenerla así durante un rango de tres días o tres semanas, según sea necesario. En ese caso, reducirías tu resistencia a la insulina y verías que comerte una ración de fruta por la mañana no genera picos tóxicos de glucosa.

Aunque estés controlando tus picos de glucosa mediante la reducción del consumo de carbohidratos provenientes de las frutas, no significa que evites los picos de la hormona insulina, que es lo que genera la verdadera inflamación en el cuerpo.

PICOS DE INSULINA Y GLUCOSA INESPERADOS

Tengo un giro inesperado en esta historia. Comer proteínas como carne roja, pescado o huevo también genera picos de insulina, aunque no de glucosa, en la sangre. Es decir, tu páncreas produce insulina al comer alimentos que no son carbohidratos o tienen glucosa. No solo tienes picos de insulina por tomar una bebida azucarada o fruta, sino también por comerte una hamburguesa. En las últimas décadas, la sociedad médica se ha enfocado todo este tiempo en la hiperglucemia (mucho azúcar en sangre), olvidando los efectos inflamatorios de la hiperinsulinemia (mucha insulina en sangre).

> Los carbohidratos refinados y las proteínas animales favorecen un estado de insulinorresistencia; por eso, si cenaste una hamburguesa, puedes observar un pico de glucosa alto por la mañana al comerte un alimento rico en glucosa, como una ración de piña.

Ahí es donde está el gran problema metabólico de los carbohidratos, la glucosa y la insulina. En las dietas altas en proteínas y grasas saturadas, los picos de insulina se relacionan con enfermedades de síndrome metabólico, diabetes, hipertensión e inflamación. Tener la insulina alta afecta al funcionamiento de tu sistema inmunitario y a los procesos inflamatorios, aumentando la producción de moléculas proinflamatorias, como la interleucina 6 (IL6), el factor de necrosis tumoral, el crecimiento normal de macrófagos, la inadecuada regulación de linfocitos T y las células tumorales por vía del factor de crecimiento a la insulina 1 (IGF1).

Además, tener picos de glucosa inestables y por largos periodos como consecuencia de la resistencia a la insulina genera un fenómeno llamado *productos avanzados de glicación*. Esto «carameliza» e inactiva proteínas en tu sangre, como la albúmina, el fibrinógeno, el colágeno y los anticuerpos IgG del sistema inmune. Por eso, tu sistema inmunitario se ve muy comprometido cuando hay mucha glucosa e insulina circulando.

COMER CARBOHIDRATOS BAJA TU GLUCOSA

La resistencia a la insulina es reversible en la mayoría de los casos en personas que tienen diabetes tipo 2, diabetes tipo 1, prediabetes, diabetes gestacional y síndrome de ovario poliquístico. Incluso en personas que no saben que tiene resistencia a la insulina. El estudio BROAD publicado en la revista *Nature* en 2017 indica cómo una alimentación basada en vegetales sin productos procesados logra en seis meses mejorías en la resistencia a la insulina, además de pérdida de peso sostenible, reducción del colesterol y enfermedades isquémicas comiendo sin restricciones carbohidratos.[16] Además, la fibra es un tipo de carbohidratos, y si nuestra comida tiene suficiente fibra, se modifica positivamente nuestra microbiota y se regulan mucho mejor los picos de insulina y glucosa en sangre.

Podrías ingerir muchos carbohidratos en una alimentación vegetal baja en grasas (menos del 20% del total de kilocalorías) y ser tan insulinosensible que necesitaras solo una pequeña cantidad de insulina de tu páncreas para procesar grandes cantidades de glucosa de forma muy eficiente. Esto es algo muy evidente en personas con diabetes tipo 1 que reducen al mínimo sus inyecciones de insulina basal y rápida comiendo kilos de fruta y otros carbohidratos al día, mientras gozan de una verdadera salud y vitalidad.

> El problema jamás ha sido comer carbohidratos sin procesar, como las frutas, las legumbres o los tubérculos, sino que la glucosa no entre en las células en el tiempo adecuado, con la cantidad justa de insulina.

Yo misma, después de haber hecho muchos cambios de alimentación basada en vegetales me sentía estancada con algunos dolores persistentes que no terminaban de irse. Solo cuando apliqué este conocimiento sobre la resistencia a la insulina y la cantidad de la grasa en mi dieta, observé —en el transcurso de un mes— que el dolor producto de la radioterapia en mi pecho se había reducido drásticamente. Y también lo noté al hacerme la mamografía de control: por primera vez en años el aplastamiento no era insoportable en el pecho tratado por el cáncer.

Con este mismo conocimiento, unos años después, mi padre, que padece diabetes tipo 2, pasó de tener picos de glucosa de más de 350 miligramos por decilitro en ayunas —utilizando inyecciones de insulina con concentraciones cada vez más altas e ineficientes— a tener alrededor de los 145 miligramos por decilitro en cuatro semanas; y cien miligramos por decilitro después de seis meses, utilizando ya la mitad de la dosis, y algunos días sin medicamentos. Además, se redujeron sus antojos de comer por la noche, mejoró la calidad de su sueño y redujo su nivel de dolor en ambas piernas, producto de la neuropatía diabética. Lo logró comiendo frutas y carbohidratos integrales sin restricciones.

Me permito reflexionar sobre las docenas de endocrinólogos que vieron a mi padre en los últimos veinte años, que le recomendaron solamente una vía farmacológica ineficiente para mantener la enfermedad «controlada» y que hiciera dieta «saludable». Jamás supieron la verdadera causa de la resistencia a la insulina y cómo revertirla.

Debo aclarar también que comer carbohidratos procesados (bebidas azucaradas, fructosa procesada, panes, bollos o galletas) genera una acumulación de «errores» en el hígado que se traducen en inflamación y acumulación de grasa en otros tejidos. Además, a parte del papel que juega la alimentación en el control de azúcar, la resistencia a la insulina también puede alterarse por nuestro estilo de vida, el nivel de actividad física, el tipo y la calidad de nuestra microbiota y el nivel de estrés.

Trabajar la resistencia a la insulina es uno de los pilares fundamentales en mis programas de asesoría para eliminar el dolor y la inflamación, haciendo énfasis en la alimentación basada en vegetales, en el cambio de hábitos, la actividad física y la recuperación de la microbiota intestinal.

IDEAS CLAVE

- Las grasas y los carbohidratos son las principales fuentes de energía del cuerpo. Nuestro diseño metabólico nos permite tener flexibilidad para alternar estos dos combustibles, dependiendo de si estamos en época de abundancia o de escasez de nutrientes.

- La resistencia a la insulina es un fenómeno metabólico que consiste en la acumulación de glucosa en sangre por una acción ineficiente de la insulina. Este fenómeno se produce por una acumulación de gotas de grasa dentro de las células de tejidos que no están preparados para ello.

- La resistencia a la insulina también se puede ver afectada por nuestro estilo de vida, la actividad física, el tipo y la calidad de la microbiota intestinal y el nivel de estrés.

- Una dieta alta en carbohidratos procesados, grasas saturadas y proteínas animales aumenta la resistencia a la insulina, afectando la tolerancia a los carbohidratos naturales sin procesar, como las frutas, los tubérculos, las legumbres o los cereales.

- Se ha demostrado que llevar una alimentación basada en vegetales sin procesados, que incluya frutas, tubérculos, legumbres y cereales de grano entero, logra revertir la resistencia a la insulina, la diabetes tipo 2, el síndrome de ovario poliquístico, el síndrome metabólico, la obesidad, las enfermedades del corazón, además de mejorar la respuesta inflamatoria del cuerpo.

9
LA MICROBIOTA CONTRAATACA

Durante los dos últimos años de mi carrera de Biología, allá por 2007, fui ayudante del profesor de Microbiología mientras hacía al mismo tiempo un máster en Educación. No sé cómo me daba tiempo para tanto, pero para mí era una pasión aprender sobre los microorganismos y enseñar ese conocimiento. Por eso, es mi misión hacer fácil algo que puede ser complejo de entender: cómo tu microbiota afecta a tu recuperación y puede crear dolor e inflamación dentro de tu cuerpo.

En la última década se han visto las grandes implicaciones que tienen los microbios en nuestra salud, no solo por las posibles infecciones —como ya vimos— asociadas a enfermedades como la artritis, la fibromialgia o las neuropatías, sino por las sinergias beneficiosas que necesitamos para coordinar nuestra salud entendida de un modo global. En este capítulo nos enfocaremos en entender la salud de la microbiota intestinal para potenciar tu respuesta inmune y la reparación celular; además, resolveremos dudas sobre cómo saber cuándo tu microbiota está bien y qué alimentos pueden potenciarla o dañarla.

MICROBIOS A NUESTRO CARGO

Partamos del hecho de que eres solo un 10% «estrictamente humana». Eres un superorganismo donde el 90% de las células son una mezcla de «bichitos», incluyendo bacterias, hongos, parásitos, virus y arqueobacterias. La unión de estos microorganismos es lo que se conoce como microbiota. La microbiota vive en todas tus mucosas, en tu intestino, en tu boca, tus ojos, tus oídos, tu estómago, tus pulmones y tus genitales. De hecho, está en todas partes, y en cada sitio cumple un papel importante, pero siempre y cuando esos «bichitos» estén donde tienen que estar.

Si la microbiota está en equilibrio, todo está bien, pero si empieza a crecer descontrolada en lugares inadecuados, como la sangre, el cerebro y otros órganos, empiezan las infecciones y nuestro sistema inmunitario ataca para mantenerla a raya. Por eso, es mejor que las bacterias de la caca no toquen tus ojos, o que la cándida del intestino no se vaya a la vagina o la lengua.

Tu microbiota es la unión de muchos microorganismos

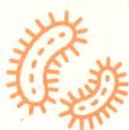 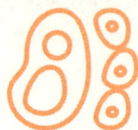 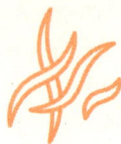 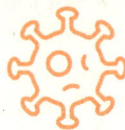 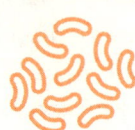

BACTERIAS   **HONGOS**   **PARÁSITOS**   **VIRUS**   **ARQUEAS**

El equilibrio entre estos microorganismos permite una microbiota saludable

Una microbiota bien alimentada es antiinflamatoria

Nos enfocaremos en la acción y en la vida de las bacterias intestinales de la microbiota, porque representan una gran parte de ella.

La vida de las bacterias en el sistema digestivo puede dividirse en tres grandes fases.

→ **Lo que comen:** llamémoslo prebiótico.

→ **Ellas mismas:** llamadas probióticos.

→ **Su trabajo:** que genera posbióticos o metabolitos secundarios.

Cada bacteria dentro de tu intestino tiene preferencias respecto a su comida (prebiótico). Literalmente, con cada bocado que das, decides qué hacer crecer en tu jardín de microbios. Los alimentos inflamatorios —productos procesados, carnes procesadas, azúcares refinados...— harán prosperar una microbiota a la que le gusta «comer» eso y producirá posbióticos inflamatorios como consecuencia. Y al contrario: si alimentas a tus bacterias con brócoli, frutas y legumbres el tiempo suficiente, amarán comer brócoli y producirán posbióticos antiinflamatorios.

Prebiótico + probiótico = posbiótico

La comida preferida de las bacterias beneficiosas del intestino es la fibra, un tipo de carbohidrato que no podemos digerir y que está presente exclusivamente en los vegetales que comemos, con alguna excepción, como la leche materna, que, aunque no tiene fibra, actúa como un prebiótico.

Tus bacterias han evolucionado contigo para ayudarte a digerir alimentos ricos en fibra. Los seres humanos tenemos alrededor de diecisiete genes que codifican enzimas para romper otros carbohidratos, pero no la fibra, mientras que las bacterias tendrían aproximadamente entre treinta mil y sesenta mil genes para producir enzimas que rompan carbohidratos y fibras al mismo tiempo (¡vaya diferencia!).

El estudio del microbioma humano, un consorcio liderado por el microbiólogo Robert Knight, llegó a unas conclusiones sorprendentes sobre la microbiota: a mayor diversidad de fibra en tu dieta, mayor diversidad de bacterias y más salud.[17] Es decir, mientras más vegetales comas, mejor será tu microbiota. Y a mayor diversidad de bacterias estables, sanas y bien alimentadas, tendrás mejor salud y sistema inmunitario.

Del trabajo de las bacterias saludables salen los posbióticos o metabolitos secundarios de los cuales nos beneficiamos. Entre ellos, se encuentran los ácidos grasos de cadena corta, como el butirato, el propionato y el acetato, que cumplen diversas funciones clave en el funcionamiento de tu organismo. La más importante sería alimentar a las células de tu colon. Los ácidos grasos de cadena corta dan energía a tus colonocitos, esas células que tapizan la luz de tu intestino, cuando las bacterias comen fibra. Entre el 5 y el 10 % de tu ingesta calórica en forma de fibra va a alimentar a las células de tu colon. Los ácidos grasos de cadena corta además promueven la motilidad del intestino para la expulsión de las heces, algo importante para no acumular las toxinas de tus propias bacterias y células.

En el intestino, los ácidos grasos de cadena corta generan un ambiente más ácido, impidiendo y retrasando el crecimiento de bacterias patógenas como la *Salmonella* o la *Escherichia coli*, y además modifican la cantidad de moléculas proinflamatorias, como el factor de necrosis tumoral y varias citoquinas, como las del sistema inmunitario. Los ácidos grasos de cadena corta actúan como mensajeros para los linfocitos T, y ayudan a modificar la expresión de genes asociados al crecimiento tumoral.

> Los vegetales y las frutas crudas son probióticas y prebióticas al mismo tiempo. Intenta, de vez en cuando, comer alimentos crudos no muy limpios y orgánicos, como una zanahoria o manzanas enteras. ¡Lava un poco la tierra y disfruta!

Si tienes buenas bacterias produciendo una buena cantidad de ácidos grasos de cadena corta, como el butirato, este ambiente propicia el crecimiento de otras especies de bacterias beneficiosas. Es decir, los posbióticos de una bacteria son la comida de otra bacteria amiga. Por ejemplo, la bacteria *Eubacterium hallii* se encarga de producir vitamina B12 en tu colon. Tanto la vitamina B12 como otras vitaminas del complejo B mejoran el crecimiento de la *Akkermansia*, una bacteria involucrada en mantener intacta tu barrera intestinal y la regulación de tu sistema inmunitario. Es tan importante la *Akkermansia* que, si no está en contacto con tus colonocitos, modifica tu metabolismo energético y puede hacer que ganes peso con facilidad, tengas síndrome metabólico, más picos de insulina o un colesterol elevado.

A la *Akkermansia* le encanta comer fibra y arándanos. Por eso quiero que empieces a tomar conciencia de la importancia de la fibra en tu dieta. Y no me refiero a que la tomes de sobres de la farmacia, sino a que comas vegetales, que son absolutamente necesarios para tu salud global.

¿DEBO TOMAR PROBIÓTICOS SI TENGO PROBLEMAS DIGESTIVOS?

En el mundo moderno, las farmacias ponen a nuestra disposición bacterias que se toman en cápsulas (es lo que conoces como el típico probiótico). Muchas de mis clientas me preguntan si deben tomar probióticos para mejorar su dolor e inflamación, y eso depende de varios factores, especialmente de cuál es tu desequilibrio microbiano y qué tipo de mezcla de probióticos puede beneficiarte.

Si me preguntaran a mí, haría un análisis de la microbiota antes de aconsejar un probiótico. Cambiaría primero la alimentación y luego iría probando diferentes mezclas con estudios contrastados y demostrada eficacia para evaluar los resultados.

Muchas personas toman probióticos y les caen muy mal, y a otras les va maravillosamente. Muchas veces depende de la marca, la cantidad de la dosis bacteriana en el suplemento o la composición de la cápsula. Por ejemplo, las personas con intolerancia a los carbohidratos no toleran la inulina, un tipo de fibra probiótica que suele acompañar a estas preparaciones, y tomarlos les genera problemas digestivos. Por otro lado, si tienes histaminosis y déficit de enzima diamino oxidasa (DAO), los preparados con *Lactobacillus casei*, *L. bulgaricus*, *L. delbrueckii*, *L. helveticus* y *Streptococcus thermophilus*, presentes incluso en el yogur, generan más histamina y empeoran los síntomas digestivos.

Ten en cuenta, además, que los probióticos dentro de tu intestino necesitan su prebiótico para poder crecer. Si solo tomas probióticos sin preparar el terreno con la comida adecuada y su variedad de fibras, su acción será transitoria y limitada.

Independientemente de que tomes o no cápsulas de probióticos, debes hacer un cambio de alimentación primero.

Una vez que lo hayas realizado, esas bacterias podrán prosperar, repoblar y recuperar el equilibrio de tu intestino.

LA DISBIOSIS Y LA PERMEABILIDAD INTESTINAL TE INFLAMAN

Todo tu cuerpo está interconectado, como lo están también la inmunidad, el metabolismo, las hormonas, las emociones, la expresión genética y tu microbiota. Cuando hay un desequilibrio en la microbiota, todas tus funciones se ven afectadas. Y es que no estamos separados de la vida de nuestros microorganismos. La disbiosis es eso: la pérdida de armonía y equilibrio de tu microbiota.

Nuestras células y tejidos pueden aguantar durante un tiempo dicho desequilibrio gracias a la acción de nuestro sistema inmunitario. Pero, si el problema continúa y se empieza a comprometer nuestra barrera de protección, hablamos de permeabilidad intestinal. Cuando esto ocurre, las toxinas de las bacterias o las moléculas de comida sin digerir atraviesan tu barrera de protección e inician un proceso inflamatorio como respuesta.

El término *disbiosis* designa el desequilibrio o la alteración en la composición de la microbiota.

La *permeabilidad intestinal* indica que la barrera del intestino se vuelve permeable y deja pasar más sustancias al torrente sanguíneo.

La permeabilidad intestinal suele ser una consecuencia de la disbiosis, y viceversa.

Para que lo entiendas, es como si hubiera una muralla de defensa entre tú y tu microbiota, donde todos vivimos juntos, pero no revueltos. Imagina que de repente tu microbiota ve la oportunidad de derrumbar la muralla de tus células en puntos con poca defensa, y empieza a explorar el otro lado creando problemas. En el intestino, esa caída de la muralla la llamamos intestino permeable, y muchos de nuestros problemas comienzan allí. Por la longitud de nuestro intestino y su gran importancia para mantener a raya a gran parte de los microorganismos, se estima que el 70 % de nuestro sistema inmunitario se encuentra allí mismo haciendo su trabajo de defensa. Sin embargo, la microbiota está en todas partes, y en la última década también se ha observado que hay permeabilidad en otras partes del cuerpo, como la boca (encía permeable) y el sistema nervioso (cerebro permeable), cuyas propias barreras de defensa se ven comprometidas, permeabilizando los tejidos y permitiendo el paso de toxinas.

Permeabilidad intestinal

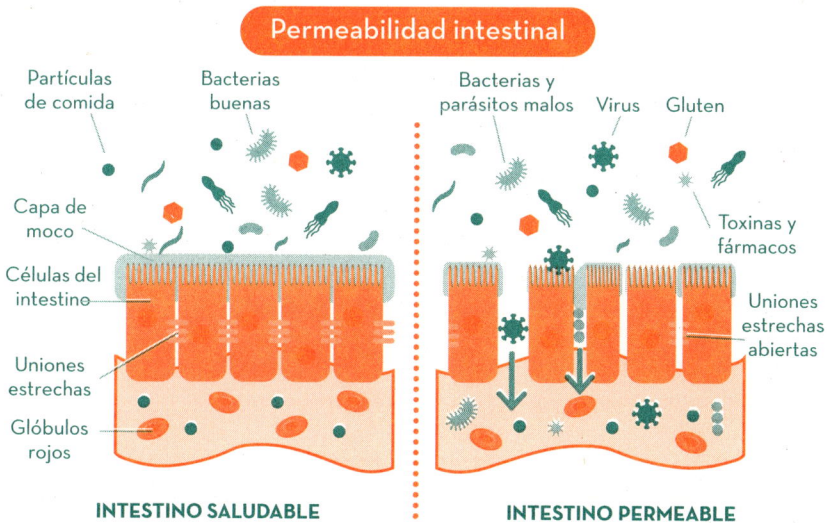

Partículas de comida · Bacterias buenas · Bacterias y parásitos malos · Virus · Gluten · Capa de moco · Toxinas y fármacos · Células del intestino · Uniones estrechas abiertas · Uniones estrechas · Glóbulos rojos

INTESTINO SALUDABLE · **INTESTINO PERMEABLE**

Tener permeabilidad intestinal produce inflamación, autoinmunidad, estreñimiento o diarrea, SIBO (bacterias), SIFO (hongos), intolerancia a los FODMAP, hígado graso, obesidad, intestino irritable, colitis y dolores.

Muchos factores hacen que tu microbiota no funcione y contraataque, como seguir una dieta con una insuficiente variedad de fibras, consumir agua con cloro a diario, utilizar pasta de dientes con flúor, tener una vida estresante con mucha descarga de cortisol, tomar grandes cantidades de fármacos, tomar alimentos procesados inflamatorios, estar en contacto con disruptores endocrinos, etcétera. Imagina todas las implicaciones que esto tiene, empezando por el intestino. Puede generar problemas como estreñimiento, diarrea, síndrome de sobrecrecimiento bacteriano del intestino delgado (SIBO), sobrecrecimiento por hongos (SIFO), intolerancia a carbohidratos fermentables (FODMAP), hígado graso no alcohólico, piedras en la vesícula, intestino irritable, colitis, enfermedad de Crohn, sistema linfático estancado, dolor en la parte baja de la espalda o hinchazón abdominal.

La intolerancia a carbohidratos fermentables se caracteriza por presentar dificultades para digerir ciertos tipos de carbohidratos que se absorben mal en el intestino delgado y prosiguen su camino para fermentarse inadecuadamente en el intestino grueso.

FODMAP son las siglas en inglés de «oligosacáridos, disacáridos, monosacáridos y polioles fermentables», que son carbohidratos de cadena corta y alcoholes de azúcar que se encuentran en diversos alimentos. Este proceso produce gases y atrae el agua, lo que provoca síntomas como hinchazón, dolor de estómago, diarrea y estreñimiento en personas sensibles. La intolerancia a los FODMAP puede ser consecuencia de un sistema digestivo inflamado, con poca producción de bilis, enzimas digestivas o ácido del estómago, disbiosis, estrés y retos emocionales.

Debido a la disbiosis intestinal y la permeabilidad de toxinas, se genera un proceso inflamatorio que puede extenderse también a tus pulmones, creando infecciones respiratorias, asma o alergias. Puede afectar a tu boca y estómago, creando acidez estomacal, dientes amarillos, lengua con cándida, infecciones por *Helicobacter pylori* o infecciones de garganta por *Streptococcus*. Puede afectar a tus genitales y provocar infecciones vaginales y de vejiga recurrentes por cándida, además de menstruaciones dolorosas y abundantes. O a tu piel, y generar una gran variedad de problemas, como acné, eccemas o dermatitis. En el cerebro provoca depresión, niebla mental, ansiedad, dificultad para concentrarse o migrañas. La disbiosis puede causar dolores e hinchazón en las articulaciones; fatiga, en tus músculos; tiroiditis de

Hashimoto; en tu tiroides y en tu sistema inmunitario, enfermedades autoinmunes y cáncer.

> **La mayoría de las mujeres (y de los hombres) con dolor tienen disbiosis y permeabilidad intestinal.**

EVACÚA A MENUDO PARA
REDUCIR LA INFLAMACIÓN

¿Cuántas veces has ido a consulta por dolor o inflamación y el médico te ha preguntado con cuánta frecuencia vas a defecar y cómo es la textura de las heces? Puede que nunca.

Sin embargo, es una de las primeras preguntas que hago cuando trabajo con alguien que quiere revertir sus síntomas y dolores. Un 70 % de mis clientas tienen estreñimiento; un 5 %, diarreas; y el 25 % restante cree defecar bien, para darse cuenta después de que podría mejorar sus movimientos intestinales. Porque mientras más tiempo estén las heces dentro, mayores problemas tendrás, ya que se estarán reciclando toxinas que acabarán en tu torrente sanguíneo y en tus tejidos.

Para ayudarte a entender la importancia de evacuar, existe el mapa de Bristol, diseñado por la universidad inglesa del mismo nombre, que establece una jerarquía que va desde el estreñimiento severo hasta la diarrea crónica, pasando por el estado ideal.

La frecuencia de las deposiciones varía de una persona a otra y puede verse influida por otros factores, si bien según los criterios médicos se considera normal entre tres veces al día y tres veces a la semana. Lo ideal es defecar unas dos o tres veces al día, con heces en forma de «salchicha» o serpiente, lisas y blandas (el tipo 4 del mapa de Bristol). Deben salir sin esfuerzo, y ser, preferiblemente, de color café claro o verde brillante si comiste hojas verdes. Cualquier otro aspecto puede indicar disbiosis intestinal. Tal como dice el gastroenterólogo Will Bulsiewicz autor del libro *El poder de la fibra*,[18] las heces son el sexto signo vital (los cinco primeros son la temperatura corporal, la frecuencia cardiaca, la presión arterial, la frecuencia respiratoria y la saturación de oxígeno), y —sin duda— defecar bien te deja una sensación de felicidad (¿no te ha pasado?).

Mapa Bristol de la caca

ESTREÑIMIENTO	TIPO 1		Bolitas duras y separadas (estreñimiento severo)
	TIPO 2		Bolitas duras compactas en forma de salchicha (estreñimiento suave)
LIGERO ESTREÑIMIENTO	TIPO 3		Con forma de salchicha con grietas (poca hidratación)
NORMAL	TIPO 4		Con forma de salchicha suave (normal)
REGULAR	TIPO 5		Trozos pequeños suaves separados con márgenes definidos (falta de fibra)
DIARREA	TIPO 6		Consistencia pastosa con márgenes imperfectos (diarrea suave)
	TIPO 7		Consistencia líquida sin ninguna pieza sólida (diarrea severa)

Si padeces estreñimiento o diarrea, debes corregirlos. Tienes que regularizar este signo vital, porque conlleva muchas implicaciones para tu salud. Para lograrlo, has de entrenar a tu intestino, aumentando progresivamente la ingesta de fibras vegetales, corrigiendo la deshidratación crónica, creando un ritmo y un espacio seguro para evacuar, controlar tus emociones y el estrés, por comentar solo algunas de las estrategias que puedes poner en marcha. Muchas de mis clientas, tan solo con aplicar las dos primeras, eliminaron el estreñimiento crónico en una semana, o si presentaban diarreas, en dos o tres semanas lograron evacuaciones estables que les permitieron retomar una vida normal, o dormir de corrido toda la noche sin ir corriendo al baño.

UN INTESTINO INFLAMADO CREA INTOLERANCIAS

Una de las consecuencias directas cuando hay un intestino inflamado es que la comida nos empieza a «caer mal». Esto puede condicionar muchas cosas en nuestro día a día, porque no podemos vivir sin comer. La mayoría de mis clientas con dolor tienen algún grado de disbiosis e intestino permeable, y han llegado a sentir miedo al no saber qué comer, o se preocupan demasiado por si las combinaciones de alimentos son correctas, o sienten pánico al comer afuera de casa por si algo les sienta mal. Me comentan que el ajo, el brócoli, la cebolla, el pan o el queso les arruinó el fin de semana y que pasaron dos o tres días con síntomas digestivos, inflamación en las manos, dolores de cabeza, estreñimiento y debilidad general.

Hay alimentos a los que un cuerpo inflamado reaccionará mal, incluso si son saludables (como la fruta o el brócoli), o son altamente inflamatorios (como los lácteos y el gluten). Por una cuestión cultural o por educación, posiblemente no sabemos cómo utilizar esta información a nuestro favor, para que nos ayude a evitar la permeabilidad intestinal y a reconstruir la microbiota. En este apartado veremos las cuatro mayores intolerancias alimenticias: a la fruta y a los vegetales, al gluten, a la lactosa y a los alimentos ricos en histaminas. Conocer esta información te ayudará a escuchar y entender tu cuerpo, y a tomar una decisión más informada y segura.

Intolerancia a la fruta

Si tienes pocas bacterias que digieran bien los carbohidratos, la fruta te sentará mal. Notarás que hay algunas frutas peores que otras (por ejemplo, las manzanas, los dátiles, los higos o los mangos presentan un alto contenido en fructosa y glucosa). Si este es tu caso, probablemente seas intolerante a los carbohidratos fermentables (FODMAP).

Para superarlo, al principio de tu camino de reparación digestiva debes elegir frutas con menos maduración y alternarlas con otras con menos fructosa para hacer una especie de gimnasia digestiva.

EL GIMNASIO DIGESTIVO

El gimnasio digestivo es una técnica que se basa en introducir progresivamente una variedad de fibras vegetales para tu microbiota, trabajando la tolerancia inicial. Es como cuando vas al gimnasio y el primer día solo puedes levantar una pesa de medio kilo, pero, al continuar tu entrenamiento con constancia, vas subiendo a dos kilos, cinco kilos..., hasta que llega el día en que levantas veinticinco kilos. El primer día sería inconcebible porque tus músculos colapsarían. Pues lo mismo pasa con tu sistema digestivo.

Si quieres hacer gimnasia digestiva con la fruta, empieza con una dosis baja, no esperes el primer día comerte una manzana completa: comienza por una rodaja pequeña. Lo mismo se aplica al brócoli o a las legumbres. Iníciate con la mínima dosis para que te genere la menor cantidad de síntomas digestivos.

Debes tener en cuenta que cada alimento requiere un tipo de fuerza enzimática y que el tiempo de digestión es diferente para cada alimento. Muchas veces comemos frutas junto con otros productos que se digieren más lentamente, y eso hace que se fermenten los carbohidratos cuando (y donde) no deberían. La fruta debe comerse sola o mezclada con hojas verdes crudas (si las toleras). Si ingieres grasas y proteínas con tu fruta (como en los típicos licuados proteicos que llevan crema de almendras o el jugo de naranja con los huevos revueltos del desayuno), lo más probable es que tengas una digestión pesada y le eches la culpa a la fruta.

A algunas personas la fruta les sienta mal desde su nacimiento debido a una mutación en la enzima aldolasa B conocida como intolerancia a la fructosa hereditaria. Pero si desde pequeña comías fruta, y ahora no te sienta bien, la culpa es de la disbiosis y de la toxicidad en tu sistema digestivo, y no de tus genes. Puedes, y debes, volver a comer fruta en abundancia, ya que es un alimento antiinflamatorio.

TENGO GASTRITIS:
NO TOLERO COMER VEGETALES

Una de las consecuencias de tomar muchos medicamentos antiinflamatorios para el dolor es tener gastritis, úlceras, dolor de estómago o acidez comiendo cualquier alimento.

En este caso, debemos trabajar de forma «amable» con tu intestino, eliminando los alimentos procesados tanto de origen animal como vegetal. Al principio, los vegetales se deben introducir en la dieta en puré y sin ningún tipo de aceite, sal o condimento.

Si este es tu caso, te recomiendo tomar jugos verdes de pepino y agua de aloe vera en ayunas. Es otra de las grandes herramientas que uso con mis clientas.

La combinación de estas dos estrategias ayuda a despedirse de síntomas como ardor en la lengua, la acidez estomacal, las úlceras digestivas o la colitis, y a introducir, poco a poco, más alimentos vegetales sin generar dolores de estómago o más acidez.

Es lo que le pasó a Pamela, con más de veinte años de migrañas crónicas, estrés, sobrepeso y mucha acidez estomacal. Cuando la conocí tenía miedo hasta de reírse o de salir a tomar el sol, no fuera a desatar una crisis. Hacía unas semanas que había ido al mejor neurólogo de su ciudad, que le dijo que no había nada raro en sus análisis, que ella estaba bien, y que para el dolor se podía tomar un antiepiléptico. Cuando leyó el prospecto del medicamento y sus efectos secundarios, se dijo: «Tengo que hacer otra cosa, yo no tengo epilepsia».

Cuando siguió el protocolo de alimentación y cambio de hábitos con mi supervisión, y trabajó con su sistema digestivo, se pudo despedir de las migrañas en dos meses, además de poner fin a la acidez estomacal y bajar de peso.

> Con los cambios se sentía más feliz y segura que nunca, y por fin entendía cómo funcionaba su cuerpo. Así que volvió a tomar el sol e irse de viaje tranquilamente, sin miedo a las crisis ni a las malas digestiones.

Intolerancia al gluten

Se ha puesto de moda comer sin gluten, pero ¿tiene sentido una alimentación sin gluten para eliminar dolores y síntomas de inflamación? Respuesta corta: sí.

El gluten es una proteína presente en cereales como el trigo, la cebada, el centeno y la espelta. Está compuesta de moléculas de gliadina y glutenina. Muchas personas no toleran el gluten, no por el gluten en sí mismo, sino porque contiene fructanos, un tipo de FODMAP. En muchos casos, la discapacidad para realizar una fermentación adecuada de los fructanos es producto de la disbiosis intestinal, y no una reacción inmune frente al gluten, como sí ocurre en la celiaquía.

Las personas con celiaquía son otra historia. Los celiacos crean anticuerpos IgA e IgG en un proceso de inflamación. Además, tienen predisposición genética por la mutación de los genes de antígenos leucocitarios humanos (HLA-DQA1 y HLA-DQB1). Al comer alimentos con gluten, los celiacos generan una alteración del intestino mediada por el sistema inmunitario que termina afectando e inflamando todo el cuerpo.

La mayoría de mis clientas no son celiacas, pero el gluten les cae fatal. Cuando lo analizamos con lupa, nos damos cuenta de que el gluten que consumen proviene de harinas refinadas blanqueadas, que además acompañan de alimentos procesados desprovistos de nutrientes, altos en azúcares y aceites refinados. Toman este tipo de productos todo el día, casi todos los días del año. Esto, de nuevo, crea disbiosis y permeabilidad intestinal que imposibilita la digestión de estas proteínas. Muchas veces, cuando retiramos el gluten y los síntomas mejoran, es porque se retiran todos esos alimentos ultraprocesados tóxicos y el equilibrio digestivo se restablece.

Para algunas de mis clientas también existe la paradoja del pan de Europa. Se dan cuenta de que el pan que consumen en Estados Unidos las inflama y provoca dolores. Lo curioso es que, cuando viajan a Europa y comen pan artesano, remiten los síntomas. En mi búsqueda de una explicación, me he topado con las malas prácticas de la industria americana, que rocía las semillas con un extra de pesticidas para que duren «frescas» más tiempo y sin hongos. La carga tóxica de esas semillas es bastante alta y nuestro intestino —golpeado por muchos otros factores— se vuelve débil frente a los alimentos con gluten. Además, a las harinas blancas se les retira el germen y el endospermo de la semilla, dejando solo almidones que inducen cambios e inflamación en el sistema digestivo al no digerirse con su fibra.

Aunque yo no me engaño con la paradoja en Europa. En una de mis asesorías sobre cómo hacer pan antiinflamatorio sin gluten, se me ocurrió ir al supermercado en Barcelona, comprar el pan blanco más barato del súper y ver cuánto tiempo tardaba en echarse a perder. Lo compré un marzo, y duró sin abrir nueve meses, sin ningún rastro evidente de podredumbre. Cuando lo abrí, toqué algunas rebanadas (pasándolas hasta por mi cara) y lo volví a cerrar. Duró tres meses más sin echarse a perder. Ese pan estaba embalsamado como las momias. Tenía tantos conservadores que ni el moho crecía. Algo así no es bueno para tu cuerpo. Sin embargo, es el pan que más se compra en el supermercado.

Los cereales con gluten están tan industrializados que conseguir semillas limpias resulta difícil hoy día. Sin embargo, los cereales son parte importante de una alimentación variada en fibra, que promueve una microbiota flexible y sana. Por eso, te recomiendo que, si vas a comer pan, el primer cambio que hagas sea optar por los elaborados con harinas de cereales y leguminosas sin gluten.

Mi siguiente recomendación es que elijas una alimentación que incluya preferiblemente semillas de cereales enteros sin gluten como arroz, quinoa, amaranto, *teff*, mijo o trigo sarraceno. Aclaro, el trigo sarraceno no es trigo, pero se le dice así. Además recomiendo descartar las harinas, y poner siempre a remojar las semillas si vas a hacer pan; eso hará que, si hay algún resto de pesticidas o anti-nutrientes, se vaya con el agua. En mi escuela de cocina tenemos un taller donde hacemos el mejor pan del mundo, a base de grano entero sin gluten, remojado, hecho puré, y con fermentación lenta proveniente de bacterias y levaduras salvajes. Gracias a este pan he visto cómo mis clientas recuperaron la sonrisa y me dicen con gratitud: «Carla, estoy encantada de poder comer pan otra vez sin que me provoque dolor de estómago, hinchazón o acidez». ¡Tienes la receta en este libro!

Intolerancia a la lactosa

Entre los FODMAP se incluye la lactosa, un azúcar presente en la leche de las mamíferas. Cuando eres bebé, tu intestino produce la enzima lactasa, que ayuda a romper bioquímicamente la lactosa en glucosa y galactosa. De esa manera, puedes absorber esos carbohidratos en el intestino delgado. A medida que vas creciendo, se produce una regulación epigenética en tus genes, que «apagan» la producción de lactasa. Así, de forma natural, ya no toleras la leche. La leche pasará sin digerirse y tus bacterias, que tienen enzimas de lactasa, aprovecharán la lactosa como comida fermentable. Las bacterias, al tomar algo que no deberían, provocan gases y síntomas digestivos, que a su vez generan permeabilidad, disbiosis e inflamación.

> Quiero decirte algo que te hará replantearte toda tu relación con los lácteos: ser intolerante a la lactosa es normal en todos los mamíferos; es una especie de control biológico para que empecemos con nuestra dieta adulta.

El 70 % de la población humana es intolerante a la lactosa, por lo que no es una condición médica, es una condición normal, y no debes sentirte mal si a partir de tus veinte años los lácteos te caen muy mal. A lo largo de la vida de la especie humana ocurrieron ciertas mutaciones que neutralizaron el proceso de inactivación de la lactasa, es decir, que permiten funcionar a la lactasa en el intestino en la etapa adulta, por lo que si tomas lácteos no te sentarán mal. Si es tu caso, felicidades, formas parte del 30 % de mutantes que hay allí afuera.

La aparición de esta mutación sobre la lactasa ha permitido utilizar la leche de otras especies de mamíferos como alimento de supervivencia en periodos de escasez. Con la popularización de los lácteos por parte de la industria alimentaria, la leche se presentó como un alimento saludable, aunque para la mayoría de los adultos no lo sea. Quiero que pienses esto: la leche no es una comida de adultos, sino de infantes. Y más aún, de los infantes de la especie para quien está diseñada esa leche. La leche de vaca es para el ternero; la leche de una yegua, para sus crías; la leche de una osa, para sus oseznos; y la leche humana, para bebés humanos. Es decir, la leche presenta una mezcla de hormonas y señalizadores específicos para el bebé.

Y aún debemos considerar otro aspecto. La mayoría de las leches que se venden en el supermercado son un producto ultraprocesado que nuestro cuerpo no puede digerir, y que crea el ambiente para la inflamación, incluso si eres un mutante de la lactasa. El proceso de pasteurización desnaturaliza sus proteínas, mata los probióticos beneficiosos, reduce el contenido de vitaminas y altera la forma de la lactosa, convirtiéndola en beta-lactosa, que se absorbe más rápidamente, es más dulce y podría causar picos de azúcar en sangre. La pasteurización, a pesar de reducir el riesgo de contaminación y extender la vida útil de la leche, impacta negativamente en su valor nutricional.

El procesamiento de la leche implica otros métodos, como la homogeneización de la crema, lo que altera el tamaño de las gotas de grasa y puede afectar a su digestión. La industrialización también ha alterado la dieta de las vacas, impactando en la calidad de la leche. El cambio de dietas naturales a base de pasto a dietas basadas en granos cambia la proporción de ácidos grasos omega 6 y omega 3 en la leche, lo que la convierte en un alimento inflamatorio. Además, la producción masiva de leche ha introducido fármacos en la producción láctea, contribuyendo a la resistencia a los antibióticos y disminuyendo la efectividad de estos medicamentos.

Tal vez te preguntes en este momento: «¿Carla, de dónde voy a obtener calcio si dejo de beber leche?». La leche no es el único alimento con calcio; al contrario, si eso fuera cierto, todos los adultos humanos y mamíferos tendrían problemas óseos. El caso es que los huesos no solo están hechos de calcio, son una mezcla de elementos químicos, entre los que se incluyen el fósforo, el magnesio, el sodio y minerales traza. Todas las plantas de hoja verde y los vegetales comestibles que están cerca de la tierra transforman el calcio inorgánico en calcio quelado orgánico, que puedes absorber si tienes una buena microbiota, y con la ayuda de la vitamina D y K fijarás el calcio perfectamente en tus huesos.

Cuando inicié mi camino de sanación, una de las consecuencias de los tratamientos contra el cáncer fue la osteopenia, la pérdida de densidad ósea previa a la osteoporosis. Y voy a ser honesta, no sé si mi déficit de mineralización ósea era previo al tratamiento o fue culpa de este. Porque a nadie a sus treinta años le hacen una densitometría por nada. Así que yo me tomaba mis yogures griegos a diario desde que era pequeña y mi médico me recomendó tomar suplementos de calcio para evitar la osteoporosis.

Al estudiar los efectos secundarios de tomar calcio sobre mi sistema cardiovascular, ver que la leche y el queso tenían hormonas mamíferas que podían interferir en mi cáncer de mama, y que los lácteos no son un alimento de adulto ni de otras especies, decidí decir adiós a los lácteos y hola a las hojas verdes y a los vegetales para mis huesos. En dos años había paralizado la pérdida de minerales, y en un año más mis huesos estaban libres de osteopenia.

Otra frase que escucho mucho es: «Carla, no puedo dejar los lácteos, ¡me encanta el queso!». Te entiendo, entre mis «alimentos» preferidos estaban el yogur y el helado. Y son alimentos, además de inflamatorios, altamente adictivos por dos razones: su consumo está asociado a momentos felices en nuestra vida, por lo que activan el sistema de recompensas y generan dopamina (la hormona de la tranquilidad y la felicidad). Además, la leche tiene un compuesto llamado casomorfina, parecido a la morfina, que nos relaja, produciendo más dopamina de nuevo. Mientras más concentrada esté la leche y más tomemos, más adictos nos volvemos, a pesar de que nos siente mal.

Además, varios tipos de casomorfina se derivan de la caseína, una de las mayores proteínas de la leche. Diferentes tipos de caseína, sobre todo las presentes en la leche de vaca, alteran la microbiota y pueden paralizar la motilidad de tu intestino, lo que aumenta la producción de moco y estimula la activación de linfocitos del sistema inmunitario. ¡Inflamación a la vista!

Intolerancia a la histamina y la historia femenina

Se habla de la histaminosis como otro tipo de intolerancia parecida a la de los FODMAP que suele acompañar a la permeabilidad intestinal.

La reactividad a la histamina puede producir síntomas como dolores de cabeza y migrañas, palpitaciones irregulares, mareos, erupciones cutáneas, alergias, dificultad para respirar y problemas digestivos como hinchazón, diarrea, estreñimiento o acidez.

La histaminosis puede producirse por dos vías, una propia de tu sistema inmunitario y una ajena, relacionada con la comida que ingieres por la acción del metabolismo bacteriano. Seamos claros: el que más histamina produce en tu cuerpo es tu sistema inmunitario, específicamente linfocitos de tipo basófilo y mastocitos. Cuando se activa el proceso inflamatorio se libera histamina y, en casi todos los órganos del cuerpo, tus receptores de histamina inducen a una respuesta inflamatoria. La histamina, además, afecta al ciclo hormonal femenino, ya que va de la mano de los estrógenos y fluctúa de la misma manera durante tu periodo, creando posibles focos de inflamación.

Para producir histamina se necesita el precursor de histidina, un tipo de aminoácido que está en todas las proteínas que comemos. Como todo está relacionado en nuestro cuerpo, si producimos histamina, también podemos destruirla, y esto lo hace la enzima diamina oxidasa (DAO). Ella es una pacificadora en la tormenta. Si tenemos suficiente DAO, podemos mantener un equilibrio adecuado de histamina y bajar la inflamación. Hasta el 90 % de personas con migrañas presentan deficiencia de DAO. Y este precisamente podría ser el enlace perdido que conecta el dolor en mujeres con migrañas con ciertas fases del ciclo. Curiosamente, las mujeres que tienen histaminosis suelen observar la reducción de la inflamación durante el embarazo, debido a que la placenta multiplica hasta por mil la producción de DAO.

La producción de DAO en el intestino puede verse inhibida por el consumo de ciertos alimentos, la pérdida de la variedad de microbios por disbiosis intestinal, y —no lo vas a creer— por el uso de medicamentos como el ibuprofeno, la aspirina, los antiinflamatorios no esteroideos, la cloroquina, la amitriptilina, el diclofenaco, el naproxeno. Es decir, tu antiinflamatorio puede estar contribuyendo a mantener la inflamación de tu cuerpo al modificar tu microbiota, y promover así un estado de histaminosis.

Como ya dije, la histamina también se encuentra en los alimentos, producida por algunas bacterias cuando estos maduran, se fermentan, se pudren o se almacenan durante mucho tiempo. Entre estos alimentos altos en histamina se encuentran las carnes, el huevo, los quesos madurados y fermentados, y los pescados no frescos o enlatados, así como en los fermentos vegetales como la kombucha, el vinagre, las bebidas alcohólicas como el vino tinto, las comidas de origen animal o vegetal enlatadas, y los alimentos fritos o hechos a la parrilla. Una persona con histaminosis debería evitar estos alimentos inflamatorios de entrada.

Lamentablemente, todos los alimentos vegetales y animales tienen alguna cantidad de histamina, y más si no están frescos. Los vegetales con más histaminas son las espinacas, las berenjenas, los jitomates, el aguacate y el chocolate (lo siento si estos son tus alimentos favoritos). La soya y sus subproductos, y ciertas frutas como los cítricos, la papaya y la calabaza, suelen despertar una reacción de histaminosis si tenemos un intestino inflamado y poca DAO.

Si sospechas padecer histaminosis, pon atención en la gimnasia digestiva y adapta de forma personalizada tu protocolo antiinflamatorio. La mejor recomendación que puedo hacerte es comer la mayor cantidad posible de productos frescos, evitar los procesados y cocinar de forma suave los alimentos desde el principio, además de aumentar la cantidad de vegetales en tu alimentación para reparar la disbiosis intestinal, cerrar el intestino permeable y bajar la histaminosis.

UNA MALA MICROBIOTA AFECTA A TUS HORMONAS

Para las mujeres es muy importante tener una microbiota estable y defecar adecuadamente para regular y procesar los estrógenos. Los estrógenos son una de las hormonas femeninas involucradas en el desarrollo de los órganos sexuales femeninos, del ciclo reproductivo y del embarazo. Muchas de nuestras células tienen receptores de estrógenos, y esta hormona, además, está implicada en el metabolismo energético, la resistencia a la insulina, la acumulación de tejido adiposo, el crecimiento de los huesos y el control de la inflamación.

El cuerpo humano tiene varias vías de desintoxicación; la primera es el eje hígado-intestino. ¿Y qué pasa si tenemos disbiosis intestinal y nuestros sistemas de eliminación están atascados? Probablemente tendremos un desequilibrio de estrógenos.

Se ha observado que ciertas bacterias en nuestro intestino tienen la capacidad de reactivar los estrógenos (inactivados previamente por el hígado para excretarlos), gracias al uso de las enzimas β-glucuronidasas. Esa reactivación genera un desequilibrio hormonal que puede influir en la aparición de problemas como la dominancia estrogénica, el acné, la endometriosis, las menstruaciones dolorosas, una mayor probabilidad de cáncer de mama, además de reducir la eficacia de los medicamentos antiestrogénicos como el tamoxifeno (un fármaco contra el cáncer de mama).

Muchas de mis clientas suelen tener reglas dolorosas y desequilibrios hormonales que acompañan a sus migrañas, a la fibromialgia o la artritis. También suelen padecer desajustes digestivos durante el periodo, con intolerancias a alimentos y un aumento de las diarreas o del estreñimiento. Al corregir los desajustes digestivos gracias a un cambio de alimentación, el dolor menstrual suele reducirse considerablemente o eliminarse en un periodo de 4-6 ciclos.

Camila, antes de venir a mi consultorio para cambiar sus hábitos y su dieta, estaba cansada constantemente, tenía varias migrañas al mes, intolerancias a alimentos y minerales, celulitis y menstruaciones dolorosas. Pero sus análisis no mostraban nada raro. La gota que colmó el vaso fue cuando, celebrando su cumpleaños con un viaje, un dolor de cabeza la tuvo recluida en el cuarto del hotel sin poder hacer nada.

Nos enfocamos en reconstruir su sistema digestivo y su microbiota, garantizando la eliminación de toxinas a través de un cambio en su dieta. Gracias a estos cambios su dolor de cabeza se fue en tres o cuatro semanas. A partir de entonces, empezó a tener más claridad mental, la celulitis se redujo sin tener que usar ni cremas ni masajes y terminaron los dolores menstruales. Todo fluía por primera vez en mucho tiempo.

Otro de los grandes cambios fue observar que, a pesar de que era una persona delgada, sus dedos se desinflamaron y se volvieron más ágiles, lo que le permitió tocar mejor el piano cuando componía canciones o daba clases de musicoterapia.

Hoy, Camila lleva una vida vibrante y activa, sin dolores.

Una microbiota cuidada regula el dolor

Tu intestino tiene entre 200 millones y 600 millones de neuronas, que serían el equivalente al tamaño del cerebro de un gato. Lo llaman el segundo cerebro, al sistema nervioso entérico, y tiene una conexión directa con tu sistema nervioso central, el gran cerebro de allí arriba.

En los últimos años se ha reconocido el papel que tiene la microbiota sobre la percepción del dolor gracias al eje intestino-cerebro.

La disbiosis genera inflamación a través de varios mecanismos, como la producción de ácidos grasos de cadena corta, la acción de diferentes neurotransmisores, como el ácido gamma-aminobutírico (GABA) o el triptófano, o de moléculas inflamatorias como las citoquinas o el factor de necrosis tumoral. Esta abundancia de moléculas en un cuerpo inflamado de forma constante puede sobreestimular las neuronas del cerebro. Esto ocurre a través del nervio vago, un nervio bastante largo, que además enerva varios órganos de tu cuerpo hasta el hipotálamo y condiciona tu sistema de relajación y reparación celular.

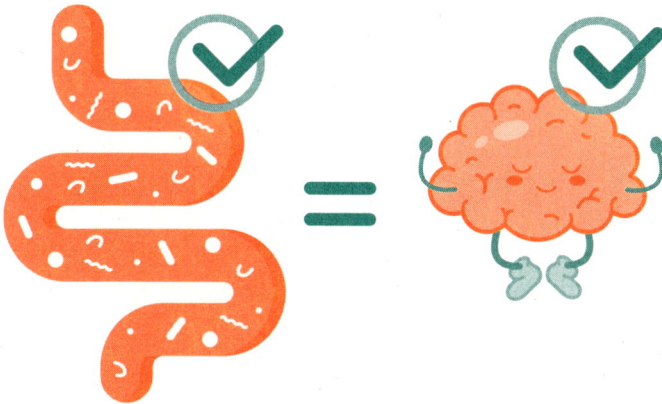

Debido a esa conexión con el intestino, que puede estar permeabilizando y permitir la entrada de toxinas, el cerebro a su vez genera permeabilidad en su membrana hematoencefálica, lo que causa neuroinflamación. En algunos estudios con animales se ha observado que esta neuroinflamación aumenta la percepción del dolor al sensibilizar y alterar la función de diversos tipos de células neuronales. En personas con neuroinflamación también se ha observado la aparición de cuadros de ansiedad y depresión. Aunque en este ámbito aún no lo sabemos todo, y faltan muchos estudios más por hacer, nuestros dos cerebros —el que piensa y el que digiere— deben estar sanos para que el dolor y la inflamación se vayan.

Matilde, una de mis clientas con artritis reumatoide, vino a cambiar su alimentación y hábitos como última esperanza. Antes de empezar a trabajar juntas, nos dimos cuenta de que el dolor era uno de los tantos síntomas que observaba. También tenía malas digestiones con muchos gases, estreñimiento, algunas intolerancias y se sentía deprimida muchos días. Cuando empezamos a introducir más vegetales en su alimentación, sus digestiones mejoraron en solo tres semanas, dejó atrás el estreñimiento que padecía desde hacía muchos años y empezó a tener evacuaciones constantes y diarias. Las toxinas comenzaron a salir, los nutrientes a entrar y la microbiota a hacer su trabajo antiinflamatorio. En el transcurso de las siguientes tres semanas, el dolor de las manos y de las muñecas había disminuido en más de un 50 %. Un día, en una sesión, me confesó: «Estoy feliz conmigo misma, no puedo explicarlo». Lo veo repetidamente en muchas mujeres que de repente se sienten emocionalmente más estables, piensan con más claridad, sienten que avanzan, vuelven a salir a caminar o a hacer ejercicio. Y eso cierra el círculo virtuoso de la felicidad y la sanación.

IDEAS CLAVE

- La microbiota es una mezcla equilibrada de microorganismos, como bacterias, hongos, parásitos, virus y arqueobacterias, en distintas partes del cuerpo.

- Las bacterias de la microbiota intestinal son llamadas probióticos que, en conjunto, con la fibra de los vegetales (prebióticos) crean moléculas antiinflamatorias como los ácidos grasos de cadena corta (posbióticos), butirato, propionato y acetato. Estos posbióticos tienen implicaciones en la reparación celular, la inflamación, la pérdida o ganancia de peso y la regulación de la insulina.

- El estudio del microbioma humano concluyó que, a mayor diversidad de fibra en la dieta gracias al consumo de vegetales, frutas, cereales, legumbres y frutos secos, se tiene una mayor diversidad de bacterias, lo cual mejora la salud y el funcionamiento del sistema inmunitario.

- La pérdida del equilibrio de la microbiota se conoce como disbiosis. La disbiosis intestinal puede generar permeabilidad intestinal, lo que dejará pasar toxinas al torrente sanguíneo. Estas toxinas pueden llegar a inflamar otros órganos distantes, como el cerebro, los pulmones o las encías. Con un intestino permeable se observan problemas como estreñimiento, diarrea, hinchazón, malas digestiones, SIBO, SIFO, intolerancia a carbohidratos fermentables (FODMAP), hígado graso no alcohólico, alergias, desajustes hormonales y, en general, un aumento de enfermedades «autoinmunes».

- Un intestino inflamado es susceptible a crear intolerancias a alimentos como el gluten, la lactosa, la fruta, las legumbres y los vegetales. Una alimentación en la que se elimina el gluten, los lácteos, los productos animales y procesados tiene implicaciones positivas en la bajada de dolores y de la inflamación.

- Es importante recuperar el ritmo de evacuación de heces, al menos dos o tres veces al día, con deposiciones con textura suave y forma de salchicha (tipo 4 de la escala de Bristol).

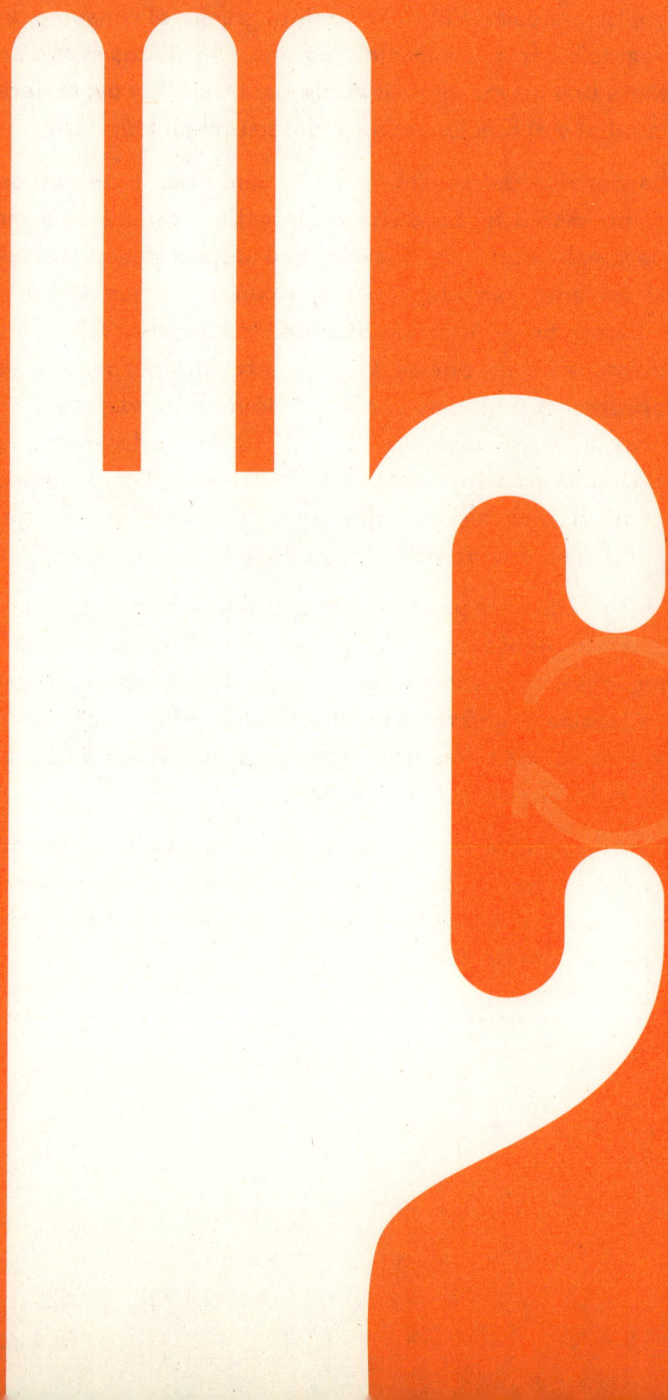

Parte 3

Alimenta tu cambio

10
DEJA DE COMER ALIMENTOS INFLAMATORIOS

TENGO UN CAOS MENTAL
SOBRE MI ALIMENTACIÓN

Todos sabemos que una mala alimentación puede llevar a la enfermedad. Pero ¿qué componentes de nuestra dieta nos pueden causar daño y cuáles nos pueden beneficiar?

Cuando hablamos del dolor como una respuesta al proceso inflamatorio, nuestro primer objetivo será reducir o eliminar alimentos que promuevan estados de inflamación. Lo sé, hay tantas dietas y tan contradictorias entre sí, recomendadas por distintos especialistas, que parece imposible tomar una decisión sólida sobre cuál es la forma ideal de comer para eliminar los síntomas crónicos. Tal como explico a mis clientas, la respuesta a este enigma dependerá de cuáles sean los objetivos de salud, el punto de partida y el grado de toxicidad del cuerpo. Por eso, quiero explicarte la escalera de alimentación antiinflamatoria.

Una persona que lleva una dieta occidentalizada, basada en el consumo de alimentos procesados, con productos animales, azúcares, sal y aceites refinados, con colorantes y conservadores, suele tener una mayor incidencia de enfermedades del corazón, hipertensión, diabetes, obesidad, alzhéimer y cáncer. Además, suele presentar varios problemas digestivos y hormonales. A medida que se eliminan los procesados modernos (esos Doritos, el helado del supermercado con chispas de colores o bebidas azucaradas color café y sabor cola) y se reduce el consumo de productos animales industriales, los indicadores de salud mejoran para la gran mayoría de las personas. Tan solo subir ese primer escalón de la dieta omnívora es un gran avance.

Pero puede que no sea suficiente para ti, y entonces es cuando debes seguir dando pasos. Un informe de la Comisión EAT-Lancet de 2019 sugirió «un cambio profundo hacia la alimentación basada en vegetales como solución tanto para mejorar la salud humana como para reducir el impacto ambiental de la producción de alimentos».[19] Varios metaanálisis que suman datos de millones de personas en diferentes regiones del mundo indican que consumir en abundancia vegetales de hoja verde y de diferentes colores, frutas, tubérculos, legumbres, cereales de grano entero, nueces y otros frutos secos equivale a tener más salud, una conclusión que también es validada por el estudio de la microbiota humana.

La alimentación basada en vegetales, sin alimentos procesados, es la única que ha demostrado científicamente prevenir y revertir enfermedades modernas no transmisibles. Por ejemplo, el estudio DASH-MIND de 2015 concluyó que comer más vegetales reduce el deterioro cognitivo en procesos de demencia y alzhéimer.[20] Por su parte, las investigaciones del doctor Dean Ornish han demostrado la reversión de ciertos tipos de cáncer con una intervención de alimentación basada en vegetales.[21]

> **Según las estadísticas, incrementar el consumo de vegetales evita enfermedades.**

Pero puede que todavía no hayas ascendido a ese escalón. Quizá estés consumiendo más vegetales, pero no hayan mejorado tus síntomas. Por eso necesitas seguir avanzando para limpiar tu organismo de virus, parásitos, bacterias y toxinas atascadas. Debes profundizar en el cambio de alimentación, y aquí entra en juego la dieta basada en vegetales crudos baja en grasas. Se caracteriza por incluir muchos vegetales de hoja verde, especias y hierbas para potenciar las fases de desintoxicación hepática y la eliminación de parásitos, bacterias y toxinas. Este último escalón debe ser personalizado, porque son protocolos de alimentación *detox* que pueden hacerte avanzar, pero también generar síntomas de desintoxicación incómodos. Sobre todo si hay problemas digestivos como la intolerancia a FODMAP, SIBO, cándida, *Helicobacter pylori,* hígado perezoso o daños en la vesícula biliar.

La escalera de alimentación antiinflamatoria

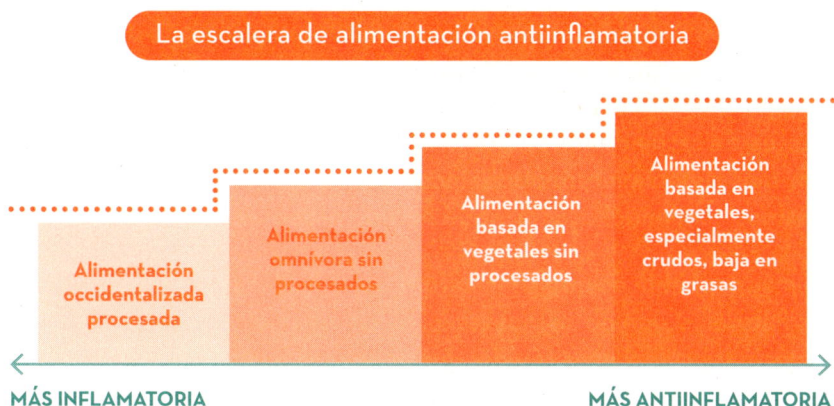

Alimentación occidentalizada procesada

Alimentación omnívora sin procesados

Alimentación basada en vegetales sin procesados

Alimentación basada en vegetales, especialmente crudos, baja en grasas

MÁS INFLAMATORIA **MÁS ANTIINFLAMATORIA**

Entonces, ¿cuál es la dieta ideal? En la escalera de la alimentación, que va desde el típico menú occidental hasta los protocolos basados en vegetales crudos, hay muchas variantes y adaptaciones. A veces quitamos un alimento, pero dejamos otro que es inflamatorio, o incluimos protocolos avanzados de depuración mientras vamos reconstruyendo nuestro sistema digestivo. Lo que está claro a nivel científico es que los procesados causan inflamación, y que comer más vegetales proporciona más salud. Mis clientas y muchas seguidoras de mis redes sociales ven grandes mejorías cuando adoptan una alimentación basada en vegetales sin procesados que incluya algún protocolo *detox,* como los jugos verdes. Esta es la metodología antiinflamatoria que te explicaré en este libro.

En el resto de este capítulo me dedicaré a enseñarte cómo ciertos alimentos —como los productos animales y procesados— influyen en tus niveles de inflamación y reparación celular, y por tanto en tu dolor. Con la información en la mano, siempre tendrás el poder de decidir adónde quieres llegar según cuál sea tu objetivo de recuperación.

LA CARNE ROJA Y LA INFLAMACIÓN

Si viajamos unos miles de años hacia atrás, comprobaremos que los seres humanos al ser cazadores-recolectores hemos utilizado la carne de animales para sobrevivir en momentos de escasez, cuando los vegetales y las frutas de temporada no estaban disponibles. Era por sí misma un alimento escaso y su obtención requería un gran esfuerzo, por ejemplo, al crear armas y una estructura avanzada de cacería. Ahora, si volvemos al momento presente y nos paramos frente al refrigerador del supermercado, ¿qué vemos? Abundancia de paquetes de carne de todo tipo. Y tal vez, si nos detenemos a observar con más detenimiento, podríamos preguntarnos qué tipo de carne estamos comiendo, cuánta y qué tipo de procesamiento ha sufrido.

Lo más probable es que sean carnes de animales que no comen pastos naturales, que no se mueven ni hacen ejercicio, que están hormonados para crecer más rápido, que acumulan mayor cantidad de grasas saturadas proinflamatorias, a los que se les inyectan antibióticos a menudo, porque no ven la luz del sol. En su mayoría son animales enfermos, como nosotros mismos, en esta vida moderna desconectada de la naturaleza. Y ahora quiero hablarte como bióloga, porque sé que la presencia de animales en la naturaleza es necesaria para el equilibrio del ecosistema, ya sea en la sabana o en las granjas de lechugas. Pero si te hablo como científica, tengo que insistir en que comer carne puede mantenerte en un estado inflamatorio y con síntomas de malestar.

Las carnes rojas sin procesar, las carnes procesadas y los productos animales derivados de los lácteos contienen diferentes moléculas que se ha demostrado que tienen efectos adversos para la salud (debido a la presencia de grasas saturadas, colesterol, hierro hemo, sodio...). Una de las principales preocupaciones por el consumo elevado de grasas saturadas es su potencial para elevar los niveles de lipoproteínas de baja densidad (LDL, «el colesterol malo») en la sangre. Un colesterol LDL elevado es un factor de riesgo bien conocido de enfermedades cardiacas y accidentes cerebrovasculares. La ingesta excesiva de grasas saturadas contribuye a la inflamación crónica de bajo grado y al estrés oxidativo. A mayor reducción de las grasas saturadas en la dieta, más reducción del colesterol en sangre, y esto se relaciona con la disminución de sus efectos sobre enfermedades cardiovasculares.

El colesterol no es algo malo, es una molécula fundamental para la salud humana. Está involucrado en el mantenimiento de la estructura de la membrana celular, en la producción de hormonas (cortisol, estrógenos, testosterona), en la síntesis de vitamina D, en la digestión de grasas y en la conjugación de toxinas por la bilis. Particularmente, las lipoproteínas de alta densidad (HDL, «colesterol bueno») tienen propiedades antiinflamatorias que protegen de los efectos del colesterol LDL. Cuando ocurre un desequilibrio entre nuestra producción de colesterol, lo que ingerimos y lo que usamos, se generan problemas inflamatorios.

El cuerpo humano produce el 80 % de su colesterol en el hígado, que, como órgano primordial en la metabolización de nutrientes, puede alterar su producción de colesterol LDL por el consumo de grasas saturadas y azúcares procesados. El azúcar presente en refrescos azucarados y jarabes de fructosa procesada (no fruta) también aumenta el riesgo cardiovascular. Es decir, comerte un filete y un refresco azucarado al mismo tiempo en tu restaurante favorito es un error inflamatorio de los grandes. Por su parte, en los últimos años también se ha reconocido que la inflamación creada por infecciones por virus y bacterias, enfermedades periodontales en las encías, o disbiosis intestinal dificulta el procesamiento de grasas por parte de nuestro hígado y genera inflamación en el endotelio de las arterias, lo que eleva el riesgo de un accidente cardiovascular.

La carne también tiene hierro hemo, cuya elevada presencia puede incidir en la inflamación. El hierro es un mineral importante para la salud, está involucrado en el transporte de oxígeno en sangre, la síntesis de ADN y la producción de energía. En los alimentos se presenta en dos formas: hemo y no hemo. El hierro hemo se encuentra en animales, como la carne roja, las aves y los mariscos, y el hierro no hemo se halla en los vegetales, como cereales integrales, nueces, semillas, legumbres y verduras de hojas verdes. Niveles altos de hierro hemo han sido asociados con el estrés y el daño oxidativo, la progresión del cáncer colorrectal, la inflamación intestinal crónica y el riesgo de tener diabetes tipo 2, todas ellas dolencias clave en la inducción de la inflamación. La recomendación nutricional para contrarrestar los efectos del hierro hemo es incluir una gran cantidad de vegetales en la alimentación. Esto quiere decir que, si haces una parrillada, debes acompañarla con abundancia de vegetales para tener una menor toxicidad asociada.

Por otro lado, están los nitratos y los nitritos de las carnes procesadas. Son compuestos que se añaden comúnmente a las carnes procesadas, como el tocino, el jamón, las salchichas y los hot dogs, principalmente para conservarlos, realzar el color y mejorar el sabor. Cuando se consumen, nitratos y nitritos pueden convertirse en nitrosaminas en el cuerpo, que son compuestos potencialmente cancerígenos e inflamatorios. En su informe de 2015, la Organización Mundial de la Salud (OMS) declara las carnes procesadas como carcinogénicas para los humanos, al mismo nivel que el tabaco, tras evaluar los datos de más de siete mil estudios en un comité de cientos de científicos.[22]

> Las carnes procesadas fueron declaradas por la OMS carcinogénicas para los humanos, al mismo nivel que el tabaco.

El sodio en las carnes procesadas también tiene un impacto significativo en la salud. La ingesta elevada de sodio (y esto incluye la sal de mesa) está estrechamente asociada con el aumento de la presión arterial, uno de los principales factores de riesgo de enfermedades cardiacas y accidentes cerebrovasculares. El consumo excesivo de sodio también puede provocar retención de líquidos, lo que agravaría aún más procesos de hipertensión, y podría afectar el funcionamiento del sistema linfático (que es parte de tu sistema inmunitario). Las dietas ricas en sodio están relacionadas con otros problemas de salud, como un mayor riesgo de cáncer de estómago y una posible reducción de la densidad ósea debido a la pérdida de calcio. La sal que se añade a las carnes, sean procesadas o no, genera adicionalmente una respuesta oxidativa de sus grasas mientras se cocinan, volviéndolas aún más inflamatoria.

UNA NOTA SOBRE LA SAL YODADA

El yodo es un mineral importante para la salud tiroidea y el metabolismo energético. Pero es algo «añadido», ya que la sal con yodo se introdujo por primera vez en 1924 en Estados Unidos para suplir deficiencias en la población que no tenía acceso a este mineral. De forma natural, los vegetales son una excelente fuente de yodo, siempre y cuando crezcan en suelos ricos en minerales. Actualmente, sabemos que la agricultura y la ganadería intensivas han disminuido la cantidad de minerales en el suelo sin un plan de remineralización de estos, por lo que optar por el consumo de vegetales marinos, como las algas, que incorporan yodo de forma natural, es la fórmula más segura y completa de consumirlo sin utilizar sal de mesa yodada.

LA LECHE ES SOLO PARA LOS BEBÉS

Una de las principales recomendaciones para seguir una alimentación antiinflamatoria es dejar los lácteos. Ya hemos comentado que el 70 % de los humanos somos intolerantes a la lactosa, lo que puede generar desajustes digestivos que producen inflamación sistematizada. Pero ¿qué pasa si no tienes intolerancia y, aparentemente, los lácteos no te hacen daño? Algunos estudios liderados por la Universidad de California sugieren que el consumo de lácteos de vaca podría estar asociado con un mayor riesgo de cáncer de mama por la infección con el virus de la leucemia bovina (BLV). En 2014, se encontró que el 97 % de las muestras de tejido analizado con cáncer de mama estaban infectadas con BLV, sugiriendo la presencia del virus como un factor de riesgo en este tipo de cáncer.[23]

El consumo de lácteos también está relacionado con el factor de crecimiento de insulina 1 (IGF-1). El IGF-1 es una hormona similar en estructura a la insulina, que propicia el crecimiento en infantes cuando toman la leche materna, pero que puede desencadenar un crecimiento tumoral anormal en adultos. La comunidad científica actual continúa investigando para comprender los mecanismos involucrados en los procesos inflamatorios mediados por los lácteos. Por eso, mi recomendación —según la evidencia y nuestra biología— es eliminar el consumo de lácteos de otros mamíferos y enfocarnos en promover la leche materna en los bebés durante sus primeros años de vida. En los adultos, la obtención de calcio, probióticos y proteínas puede basarse perfectamente en el consumo de alimentos vegetales antiinflamatorios.

¿QUÉ PASA CON LOS PESCADOS?

Cuando se trata de comer pescado, la evidencia indica que es menos problemático que las carnes rojas.

Sin embargo, los beneficios asociados al consumo de pescado pueden verse comprometidos debido a la presencia de contaminantes como dioxinas, metales pesados, microplásticos, parásitos o restos de fármacos que contribuyen de manera diferente a la inflamación.

Las dioxinas son contaminantes ambientales persistentes producidos por la industrialización. Pueden acumularse en los tejidos grasos y musculares del pescado, especialmente en el procedente de aguas contaminadas. Las dioxinas son conocidas por su capacidad carcinogénica y pueden alterar el sistema endocrino y la función inmunitaria.

Los metales pesados, como el mercurio, el plomo, el cadmio y el arsénico, a menudo presentes en el pescado, representan otro riesgo para la salud. El pescado, especialmente de las especies depredadoras más grandes, puede acumular altos niveles de estos metales, principalmente a través de la bioacumulación en la cadena trófica. Esto pasa de la siguiente manera: los metales pesados utilizados por la industria se filtran en los suelos; desde ahí, llegan a las aguas de ríos, lagos y mares, donde pequeños peces y crustáceos consumen micropartículas de dichos metales pesados; estos, a su vez, son consumidos por otros peces más grandes, como el atún. El consumo de estos expone a las personas a dichos metales, lo que puede causar problemas neurológicos, daño renal y respuestas inflamatorias, como vimos en la primera parte de este libro.

Los microplásticos, por su parte, son pequeños fragmentos de plástico que se han infiltrado en la musculatura de los peces al estar presentes en aguas contaminadas. Nuestros océanos son grandes basureros de plástico. La gran mancha de basura del Pacífico, también conocida como «la isla de plástico», es un ejemplo de concentraciones muy altas de este tipo de residuos, junto con lodos químicos y otros escombros que interfieren en los ecosistemas marinos y que llegan a ser consumidos por los peces. Entre los efectos para la salud humana de los microplásticos se incluyen la disrupción endocrina, el estrés oxidativo, las alergias y la inflamación. El pescado además puede albergar varios parásitos, y si no se cocina adecuadamente puede infectar a los humanos. El salmón salvaje, el pulpo y los crustáceos suelen ser una fuente de infección por anisakis, lo que conlleva inflamación gastrointestinal y otros problemas de salud.

En la mayoría de las recomendaciones nutricionales se insiste en el consumo de pescado azul (sardinas, boquerones, bonitos), asociado a los ácidos grasos omega 3, EPA y DHA, los cuales son fundamentales para modular la respuesta antiinflamatoria y el buen funcionamiento nervioso.

Sin embargo, debido a los contaminantes que —como hemos visto— puede presentar el pescado, recomiendo el consumo de ácidos grasos omega 3 de origen vegetal, proveniente de la chía, la linaza o el cáñamo, y reducir o eliminar el consumo de pescado en una alimentación antiinflamatoria.

HUEVOS ESTRELLADOS

El impacto del consumo de huevo en la inflamación y las tasas de mortalidad es un tema de investigación y debate continuo, particularmente en lo que respecta a su contenido de colina y colesterol. La colina es un nutriente esencial que apoya diversas funciones corporales, incluyendo la función hepática, el desarrollo cerebral, la función nerviosa, el movimiento muscular y el metabolismo. Sin embargo, cuando un intestino tiene un desequilibrio bacteriano, altos niveles de colina dietética pueden metabolizarse en moléculas de trimetilamina, conocida como TMAO. Este es un compuesto vinculado a un aumento de la inflamación, al riesgo de enfermedad cardiovascular y al cáncer.

Por otro lado, el contenido de colesterol en el huevo también ha sido motivo de preocupación en relación con un mayor riesgo de enfermedad cardiovascular y mortalidad por otras causas. Los datos arrojados por un grupo de investigadores japoneses identificaron en un metaanálisis de más de trece estudios científicos que comer más de cinco huevos a la semana aumentaba el riesgo de cáncer de mama en mujeres.[24] Esta relación tal vez se explique por el efecto estrogénico que tiene el colesterol oxidado en la señalización del crecimiento tumoral. Además, el huevo puede ser fuente de aminas heterocíclicas, que son compuestos inflamatorios producidos a altas temperaturas, como cuando hacemos huevos fritos o estrellados.

El huevo también puede generar una respuesta inmune anormal debido al uso de vacunas cultivadas en huevos. Desde el inicio de la microbiología, se han cultivado virus en huevos, por ejemplo, el de la influenza. Una vez que se obtiene la vacuna y se inyecta en los individuos, se ha observado que no solo se generan anticuerpos al virus, sino también a moléculas de glicano, un tipo de azúcar presente en el huevo. Esto podría significar que el sistema inmunitario desvíe recursos lejos del desarrollo de anticuerpos antivirales, para producir en su lugar anticuerpos contra el glicano del huevo. Por todas estas razones, en lo que se refiere a comer huevo y la inflamación, recomiendo reducir o eliminar su consumo.

LAS PAPAS FRITAS NOS CARAMELIZAN Y ENVEJECEN

Los productos de glicación avanzada (AGE, por sus siglas en inglés) son sustancias que se forman cuando las proteínas o las grasas se combinan con el azúcar en el torrente sanguíneo. Como cuando comemos papas fritas o tocino. Esa mezcla crea una especie de caramelización de las proteínas que produce una especie de atascamiento de los procesos enzimáticos en el cuerpo. Esto puede desencadenar inflamación al activar ciertos receptores celulares, incluyendo aquellos del sistema inmunitario, lo que conduce a una respuesta inmune excesivamente activa. Este proceso puede contribuir a la aparición de enfermedades como la aterosclerosis, al envejecimiento prematuro, la artritis reumatoide, la diabetes y los diversos síntomas como neuropatías en extremidades, o daño endotelial y renal.

Los AGE se producen en nuestro cuerpo a medida que envejecemos, pero también por el tipo de alimentos que consumimos. Un estudio del Monte Sinaí de 2015 analizó los AGE presentes en más de quinientos tipos de alimentos. Observaron que los productos animales —como el pollo, el cerdo, la ternera, los pescados, el huevo y el queso— eran los que presentaban un mayor nivel de AGE, mientras que legumbres, frutas, vegetales y cereales integrales los que menos.[25] El tipo de cocción también importa en la creación de AGE, siendo las frituras, los alimentos a la parrilla o cualquier tipo de cocción por encima de los cien grados centígrados los que más contribuyen a su formación. Preferir la cocción al vapor, guisar o hervir reduce sustancialmente la producción de productos de glicación avanzada.

EL AZÚCAR REFINADA NOS INFLAMA

Solo el azúcar refinado es perjudicial para la salud. Por más que los gurús de nuevas dietas milagro digan que es lo mismo comerse una manzana que un terrón de azúcar, no es lo mismo.

Los estudios sobre los patrones de alimentación en diversas poblaciones, con miles de datos, demuestran que el alto consumo de vegetales, frutas, tubérculos y cereales integrales (que son azúcares o carbohidratos) se asocia a disfrutar de una mejor salud y mayor longevidad, mientras que comer azúcares refinados se vincula a enfermedades e inflamación.

Pero ¿qué es lo que nos inflama del azúcar?

Para empezar, los azúcares son moléculas que pueden ser simples y complejas. Los azúcares simples son moléculas sueltas listas para ser usadas, mientras que los azúcares complejos se descompondrán y crearán azúcares simples para producir energía, lo que es vital para el funcionamiento del cerebro, el hígado y el sistema inmunitario. Para que lo entiendas mejor, un azúcar complejo es como tener un libro con su portada, sus páginas y capítulos, que lees de inicio a fin; y un azúcar simple es tener las letras de esta misma novela en un plato flotando como si de una sopa se tratara.

Los dos azúcares simples más usados por tu cuerpo son la glucosa y la fructosa. Lo que crea problemas es si la glucosa o la fructosa están refinadas previamente. Los azúcares de los alimentos sin refinar como la fruta, los tubérculos o los cereales existen entrelazados en una matriz tridimensional con otro tipo de nutrientes e información que tu sistema digestivo tiene la habilidad de interpretar, descomponer y distribuir a otros tejidos del organismo.

> Los azúcares refinados son aquellos sometidos a un proceso por el que se eliminan sustancias no deseadas, hasta alcanzar un estado puro de sacarosa o jarabe de maíz rico en fructosa. Están presentes en nuestras despensas en forma de azúcar de mesa, pan, galletas, salsas, glaseados, refrescos, pasteles, mermeladas y hasta en productos cárnicos. A veces el jamón del supermercado tiene más azúcares que carne.

El azúcar refinado está sobrerrepresentado en la alimentación occidentalizada moderna, en ese típico desayuno de galletas maría con bebida chocolatada, o en el refresco azucarado del mediodía y la *pizza* congelada de la cena. Cuando se consume en grandes cantidades, puede producir un aumento de ciertos marcadores proinflamatorios, alterando la función normal de los linfocitos T del sistema inmunitario. Además, los niveles elevados de azúcar en la sangre, producto de la resistencia a la insulina, pueden desencadenar la producción de radicales libres, lo que provoca estrés oxidativo, contribuyendo aún más a la inflamación. Esta inflamación puede ser sistémica y crónica, lo que puede coadyuvar al desarrollo de diversas afecciones, como la ganancia de peso, el aumento de riesgo de enfermedades cardiacas, la resistencia a la insulina, la diabetes tipo 2, la depresión o la ansiedad.

En muchas de mis clientas, cuando se elimina el azúcar refinada en su dieta, su nivel de dolor por migrañas, artritis o fibromialgia se reduce. Y al comerlo de nuevo, los dolores vuelven a parecer.

Cuando profundizamos en los efectos perjudiciales sobre el azúcar refinado, surge el tema de la fructosa. Y nos cuestionamos si debemos o no comer fruta cuando tenemos procesos inflamatorios. La fructosa está presente de forma natural en la fruta, y ciertamente hay algunas frutas con más fructosa libre que otras, como los higos, los dátiles o el mango. Pero eso no quiere decir que sean malos.

Si el ser humano siempre ha consumido frutas, ¿de dónde viene el problema con la fructosa? A partir de la década de 1960, la principal fuente de fructosa en la dieta occidental proviene del jarabe de maíz rico en fructosa. Eso es lo que cambió la balanza de la salud. Fíjate en que la cantidad de fructosa en un durazno de 150 g es de 3 g, mientras que en un refresco azucarado con jarabe alto en fructosa, por cada 150 g presenta unos 8 g de fructosa. Si nos tomamos una lata de refresco al salir del trabajo, podemos llegar a consumir unos 16 g de fructosa fácilmente sin darnos cuenta.

La fructosa es metabolizada en el hígado (como muchas otras sustancias en nuestro cuerpo) y también en el intestino delgado, si se consume en las proporciones normales no hay problema. Pero cuando consumimos altas dosis de fructosa procesada, esta se transforma en gotas de grasa en el hígado, creando inflamación e hígado graso. Esto genera dos problemas: el primero es que a mayor cantidad de grasa en el hígado, mayor resistencia a la insulina (y dolores); y el segundo, que al no estar controlada la fructosa por la hormona insulina, no «sentimos» que hemos comido suficiente de ese alimento, y no sabemos parar.

Sin embargo, la fruta, con su matriz de nutrientes, fue diseñada por la naturaleza para que sepas cuándo parar. Si yo ahora mismo te doy tres manzanas, lo más probable es que digas «basta ya» a la segunda, pero si te ofrezco un refresco, puede que hasta te bebas un litro y medio en una salida un viernes por la noche. Entonces, ¿de quién es la culpa?, ¿de la fruta o del refresco?

El consumo excesivo de jarabe de maíz alto en fructosa se considera cada vez más un importante contribuyente a enfermedades metabólicas, como diabetes tipo 2, enfermedad del hígado graso no alcohólico, esteatohepatitis alcohólica (NASH), otras enfermedades hepáticas, pancreáticas y renales, dolencias cardiovasculares y ciertos cánceres. Puede que para una persona con intolerancia a los FODMAP o con problemas hepáticos por una mala alimentación, la fructosa represente un problema si es refinada. En estudios con roedores, se observó que al eliminar de la dieta la fructosa refinada se revierten los problemas de inflamación, estrés oxidativo o disfunción mitocondrial. Mientras que en estudios con humanos —como tú y como yo—, al eliminar azúcares refinados y favorecer el consumo de frutas y otros carbohidratos integrales, el síndrome metabólico se revierte, incluyendo los problemas en el hígado y los procesos inflamatorios.

La industria ha intentado también durante décadas incluir edulcorantes como una alternativa saludable al azúcar refinada. Aunque los edulcorantes artificiales se desarrollaron como sustitutos del azúcar para «ayudar» a reducir la resistencia a la insulina y la obesidad, los datos tanto en modelos animales como en humanos sugieren que los efectos de los edulcorantes artificiales pueden contribuir al síndrome metabólico y a la obesidad. Un estudio publicado en la revista *Cell* en 2022 identificó cómo el uso de sacarina y sucralosa tan solo durante dos semanas genera un desequilibrio en la microbiota, lo que a su vez produce una respuesta glicémica alterada.[26] Es decir, no solucionamos el problema del azúcar refinada con otro «no azúcar» procesado.

Si el azúcar refinada es tan tóxica, ¿por qué la sigues comiendo? Seguramente es porque no puedes dejarla. Tu cerebro se ha vuelto adicto a ella (siento mucho si no te gustó leer esto).

> El azúcar tiene un alto potencial adictivo debido a sus efectos sobre los niveles de dopamina y la unión al receptor de opioides.

Estas respuestas neuronales contribuyen al «fenómeno de recompensa», y si lo dejas, al síndrome de abstinencia. Muchas de mis clientas en plenas crisis de dolor con su consecuente estrés y ansiedad recurren a comerse un helado, galletas o pastel. Es una respuesta de su cerebro, intentando hacer lo mejor posible bioquímicamente hablando para liberarlas de un momento de estrés. En mi programa de asesoría, cuando empezamos a cambiar los patrones de alimentación, la ansiedad por comer dulce en un momento de crisis disminuye al establecer un protocolo de consumo de frutas y carbohidratos integrales que reducen la resistencia a la insulina, creando un estado de saciedad real y ayudando a la reprogramación de su sistema de recompensas. Esto, en sí mismo, es un paso gigante para eliminar la inflamación que genera dolores.

HARINAS REFINADAS Y GLUTEN

En el epígrafe sobre la microbiota vimos todas las variantes de por qué el gluten genera inflamación: provoca una respuesta inmune en caso de celiaquía, intolerancia a los FODMAP, las semillas y harinas pueden contener pesticidas o modificaciones genéticas con más almidón, y se han documentado los problemas que genera el consumo de panes sin fermentación lenta y el uso de harinas blancas refinadas.

Esto último llama mucho la atención, porque el proceso de refinado que elimina el salvado y el germen del trigo se creó a finales del siglo xix para mejorar drásticamente la vida útil de las harinas. Al eliminar estas partes de la semilla se evita el enranciado (u oxidación) de sus grasas naturales, por lo que el alimento puede durar más tiempo en un anaquel o despensa. Esto hizo a la harina refinada más atractiva y útil, especialmente durante tiempos de guerra, cuando la escasez de alimentos era una preocupación. Pasado el problema de la escasez surgió otro, la pérdida de valor nutricional que generaba deficiencias en las personas. Es durante la Segunda Guerra Mundial donde los gobiernos exigieron a la industria que se agregaran ciertos nutrientes de vuelta a la harina blanca para compensar la pérdida de valor nutricional que ocurre durante el proceso de refinación.

> La harina refinada puede dar cuernitos deliciosos, pero son un alimento inflamatorio.

Y qué pasa si decides utilizar harina integral ecológica de espelta. ¿Estaría bien? Podría, si no tienes un cuadro de disbiosis y el resto de tu alimentación te permite tolerar cierto grado de inflamación. Mi recomendación, si decides usar harinas, es que sean de cereales y legumbres sin gluten cien por ciento integrales, de procedencia ecológica, que puedas remojar para activar la semilla y cocinar apropiadamente.

EL GLUTAMATO: UN SABORIZANTE DELICIOSO E INFLAMATORIO

¿Por qué los alimentos procesados están tan ricos? Una de las claves es el uso de glutamato. De nuevo, aquí entra la Carla bióloga para decirte que el glutamato por sí mismo no es malo, porque es un tipo de aminoácido que está presente en el cuerpo. El glutamato actúa como un neurotransmisor clave para fomentar el aprendizaje y la memoria, además de influir en la función muscular y la secreción neuroendocrina. Está presente en alimentos como el jitomate, las algas, el queso, las carnes o las anchoas. Pero, como pasa con el tema del azúcar y de la sal, es la presencia de glutamato refinado y procesado lo que genera problemas en el cuerpo.

Cuando comes algo procesado con glutamato y sal, te da sed. Eso hace que bebas un refresco con azúcar y fructosa. ¿Empiezas a entender por dónde viene la inflamación diseñada por la industria?

Como polvo refinado, el glutamato monosódico (MSG) es un potenciador del sabor utilizado en muchos alimentos procesados y en las comidas asiáticas. Fue sintetizado por primera vez por el químico japonés Kikunae Ikeda, que lo identificó como un componente esencial responsable del sabor delicioso de las comidas. Algo que se conoce como sabor umami. A partir de entonces, la industria lo ha utilizado como potenciador del sabor en una variedad de alimentos procesados, como galletas, sopas enlatadas, aperitivos salados, aderezos, comida congelada o tabaco. De hecho, existe el «síndrome del restaurante chino», por el que las personas expuestas al glutamato pueden experimentar debilidad, palpitaciones, fatiga o ampollas en los brazos solo veinte minutos después de comer. Parece imposible escapar de él, si comprobamos la cantidad de ingredientes que contienen glutamato.

INGREDIENTES Y ALIMENTOS QUE CONTIENEN GLUTAMATO LIBRE

Ácido glutámico	Gelatina
Ajinomoto	Carragenina
Glutamato	Saborizantes artificiales
Glutamato monopotásico	Sabores «naturales»
Glutamato de calcio	Maltodextrina
Proteína hidrolizada	Extracto de malta
Proteína texturizada	Oligodextrina
Extracto de levadura	Caldos de carne en cubitos
	Pizza congelada
	Galletas,
	Sopas enlatadas
	Aperitivos salados
	Aderezos y salsas procesadas

El uso del glutamato refinado se ha relacionado con una alteración en el equilibrio energético y un aumento en la palatabilidad de los alimentos, lo que puede conducir a comer en exceso, generar obesidad y desregulación de la glucosa e insulina en sangre. Además, está asociado a un estado de inflamación crónica implicado en la expresión de moléculas proinflamatorias como las interleucinas 6 y el factor de necrosis tumoral alfa en las células grasas del cuerpo. Un estudio publicado en la revista *European Journal of Pain* encontró que el consumo de glutamato aumenta la percepción del dolor en un 40 % en personas con dolor de cabeza.[27]

Jamás ha sido tan fácil entender que todos los aditivos químicos deben salir de nuestra alimentación para poder superar el dolor y los síntomas crónicos.

NO TODOS LOS ACEITES SON SALUDABLES

El aceite puede generar inflamación. Yo no lo creía posible, hasta que decidí dejar de consumirlo totalmente. Ya había revertido muchos síntomas crónicos con una alimentación cien por ciento basada en vegetales, pero todavía había cosas por reparar, como el dolor que tenía en la mama irradiada por el tratamiento contra el cáncer y la musculatura de alrededor. Cuando empecé a buscar más información sobre alimentación, encontré que el uso de aceite podía interferir en mi reparación celular. Efectivamente, yo aún seguía usando aceite de oliva extra virgen (AOEV) para saltear vegetales a diario. Así que sin nada que perder, decidí embarcarme en un periodo de prueba de un mes cocinando sin aceites y sustituyendo el aporte de grasas con frutos secos, linaza y aguacate. El final del mes de prueba coincidió con el control de la mamografía, y para mi sorpresa, cuando me hicieron el examen, no sentí incomodidad, el dolor había disminuido considerablemente.

Antes de tomar una decisión tan «radical», entendí varias cosas que me ayudaron a diseñar y entender la estrategia antiinflamatoria. Una de ellas fue que hay unos aceites más inflamatorios que otros. Su grado de reactividad dependerá del equilibrio de los ácidos grasos omega 6 y omega 3. Como ya vimos, las grasas omega 6 son proinflamatorias, y los aceites vegetales como los de soya, maíz y girasol tienen un alto contenido de ácidos grasos omega 6. Estos aceites inflamatorios también están presentes cuando consumimos productos procesados del supermercado o en el aceite «especial para freír» de casa. Ese no era mi caso, porque yo solo usaba AOEV para saltear la comida. O eso creía yo...

Dentro de la dieta mediterránea se promueve el consumo de AOEV como un componente saludable por la presencia de compuestos fenólicos antioxidantes como el oleocantal y la oleaceína. Pero no todos los AOEV son iguales en términos de beneficios para la salud, en gran parte debido a las diferencias en el procesamiento, la pureza, el tipo de aceitunas utilizadas y la zona geográfica donde hayan crecido los olivos. En los últimos años se han conocido grandes fraudes por la adulteración del AOEV. Los informes sugirieron que una parte sustancial del aceite de oliva etiquetado como extra virgen en el mercado no lo es. De hecho, Tom Mueller, autor del libro *Extra Virginity*, sugiere que solo el 2% del aceite de oliva del mundo se puede calificar como AOEV, el 8 % es «bueno», mientras que el 9 % es solo «decente».[28]

¿La dieta mediterránea solo es buena si consumimos AOEV? No necesariamente. Un grupo de investigadores de España en 2018 determinó que llevar una dieta mediterránea con nueces, almendras y avellanas provee los mismos beneficios cardiovasculares que consumir AOEV.[29] De hecho, las nueces son los alimentos con más contenido en fenoles, que son en sí mismos compuestos antiinflamatorios. Observa la tabla, a continuación, donde se compara la cantidad de fenoles en el AOEV y los frutos secos.

	TOCOFEROLES mg/100 g	FENOLES mg/100 g	FLAVONOIDES
AOEV	20	40	1
Almendras	25	287	15
Avellanas	33	687	12
Nueces	6	1576	3

Tomado de Bullo *et al.*[30]

Cada vez que calientas el aceite, se oxida, lo cual genera radicales libres y productos de glicación avanzada que producen inflamación. Da igual el tipo de aceite (AOEV, aceite de aguacate, de coco, de ajonjolí, de macadamia, etcétera), aunque algunos resistan mejor que otros el punto de humo, todos se echarán a perder con el calor. Probablemente te preguntes: «¿Se puede cocinar sin aceite?». Pues sí. Puedes copiar mi técnica de salteado sin aceite, que te explicaré más adelante, en el capítulo 14.

Cuando tenemos muchas «entradas» de inflamación, hasta el tipo de aceite o grasa que usemos suma a la ecuación del dolor y de los síntomas crónicos. Mi recomendación no es eliminar las grasas de tu dieta, sino favorecer el consumo de grasas antiinflamatorias provenientes de los aguacates, la linaza, la chía, las nueces y los frutos secos, que tienen un perfil antioxidante, además de aportar fibra y vitaminas. Si aun así decides tomar aceite, asegúrate de que sea AOEV de muy buena calidad, siempre consumido en frío, y no más de dos cucharadas al día.

UNA TAZA DE CAFÉ
Y SU PARADOJA GENÉTICA

El café es una de las bebidas más consumidas del mundo. En cada esquina hay una cafetería donde lo sirven a cualquier hora del día. Es una bebida alta en antioxidantes, que ofrece una serie de beneficios para la salud al combatir el estrés oxidativo en el cuerpo. Beber café se ha asociado a tener menos incidencia de la enfermedad de Parkinson, cáncer, diabetes, enfermedades hepáticas y hasta mejora en la ejecución atlética.

Pero no todo es brillante y maravilloso con el café. Si bien es cierto que tiene antioxidantes, también tiene cafeína. La cafeína está presente también en el té, el guaraná y el chocolate, y es un tipo de alcaloide que puede actuar como una toxina en el cuerpo, dependiendo de tu codificación genética. Las mutaciones en la enzima citocromo P450 1A2 (implicada en la metabolización de los medicamentos antiinflamatorios, como vimos en el capítulo 7) pueden dividir a la población en metabolizadores rápidos y lentos de cafeína.

Un estudio de investigadores italianos determinó que aquellas personas que metabolizan de forma rápida la cafeína se benefician de sus antioxidantes a medida que toman más café, hasta cuatro tazas al día. Pero en aquellas personas con la mutación del citocromo P450 1A2, los efectos antioxidantes se bloqueaban. Frente a la imposibilidad de eliminar rápidamente la cafeína, se acumula su toxicidad desde la primera taza.[31]

Si metabolizas lentamente, la cafeína puede aumentar los picos de adrenalina, lo cual supondría una carga extra para tus suprarrenales y una probabilidad más alta de tener hipertensión y un accidente cardiovascular. La cafeína influye en los neurotransmisores del cerebro, bloqueando los receptores de adenosina que impiden a su vez la relajación y el sueño. La metabolización del café puede tardar entre cinco y ocho horas (dependiendo si eres un metabolizador rápido o lento) y puede interferir en tus ritmos circadianos y tu sueño. Por otro lado, los compuestos fenólicos presentes tanto en el café como en el té negro o en el chocolate, si se consumen al mismo tiempo que otros alimentos, pueden inhibir la absorción de hierro hasta un 70 %, lo que puede dar cuadros de anemia y baja ferritina.

Si estás en un proceso de recuperación frente al dolor y síntomas crónicos, con un sistema sensibilizado, tengo varias recomendaciones para ti en lo que respecta a la cafeína: 1) elimina por una temporada el consumo de café, té o chocolate, y 2) si tomas café o té, que sea noventa minutos después de haberte despertado, o una hora antes de comer, para no impedir la absorción de hierro, y nunca después de las dos de la tarde, para que puedas eliminarla apropiadamente y dormir sin problemas.

ES SOLO UNA COPITA DE VINO

Quiero hablar claro sobre el alcohol. No hay ninguna cantidad mínima que sea beneficiosa para la salud. Ni de vino tinto, ni de cerveza, ni un caballito de tequila.

Te dirán que una copita de vino tinto te proporciona resveratrol, que es un antioxidante maravilloso, pero también lo adquieres cuando comes uvas. El principal mecanismo por el cual el alcohol es dañino para la salud es su metabolización en acetaldehído, una sustancia química muy tóxica y posiblemente carcinogénica en humanos. El consumo de alcohol está asociado a daños directos en el ADN y en las proteínas. También afecta a la capacidad del cuerpo para descomponer y absorber diversos nutrientes que son vitales, como la vitamina A y el folato (vitamina B9). El alcohol puede aumentar los niveles de estrógenos, lo cual está relacionado con un mayor riesgo de cáncer de mama.

El consumo de alcohol deshidrata el cerebro, por lo que se modifica el estado de conciencia y toma de decisiones. Todos sabemos lo peligroso que es conducir bajo los efectos del alcohol, y la gran cantidad de accidentes y muertes en carretera que provoca. El consumo de alcohol produce inflamación al reclutar células inflamatorias y producir citocinas cuando ocurre daño celular. Esta respuesta inflamatoria es particularmente evidente en el hígado, donde el consumo de alcohol puede provocar cirrosis.

Los efectos acumulativos del daño en el ADN, la absorción deficiente de nutrientes, los cambios hormonales, el estrés oxidativo y la inflamación crónica explican el mayor riesgo de cáncer asociado con el consumo de alcohol. Yo he tomado alcohol por presión social —mi familia suele incluirlo en las reuniones familiares, mis amigos toman alcohol cuando vamos a cenar afuera—, pero desde hace cinco años, cuando decidí apostar por la reparación de mi cuerpo, dejé de probar el alcohol. Tú también puedes hacer lo mismo si tu objetivo es sanarte.

●●●

En este capítulo te traslado algunas de las razones por las cuales la alimentación moderna, rica en carnes y sus derivados, lácteos, azúcares refinados, ciertos aceites y alimentos procesados puede fomentar la inflamación y aumentar el riesgo de enfermedades crónicas o cáncer. Puede que solo te importe no tener dolor, pero, como he observado a lo largo de los años y en la literatura científica, el dolor es uno de los acompañantes de muchos desordenes metabólicos y otras enfermedades con las que convivimos. Me gustaría que mejores tu salud de manera integral, nutriéndote con el propósito de prosperar y no solo de sobrevivir.

IDEAS CLAVE

- Para eliminar el dolor, se deben tener en cuenta los objetivos de salud personales, el punto de partida y la toxicidad. La alimentación basada en vegetales sin productos procesados ha demostrado ser la estrategia con más evidencia científica para prevenir y revertir enfermedades, cuidar la salud y lograr una mayor longevidad.

- El consumo de carne roja y carnes procesadas contribuye a la aparición de inflamación y enfermedades cardiovasculares. El incremento de grasas saturadas, el colesterol, el hierro hemo y el sodio presentes en estos productos se ha asociado a una mayor incidencia del cáncer.

- El consumo de lácteos puede aumentar el riesgo de cáncer de mama, generar inflamación y adicción. La leche no es necesaria para mantener una buena salud ósea, y su consumo debería restringirse al periodo lactante con leche materna.

- El consumo de huevo, especialmente en contextos de dietas ricas en colina, puede contribuir a la inflamación y a problemas de salud como enfermedades cardiovasculares y cáncer de mama. Se recomienda la reducción o la eliminación de su consumo para reducir la inflamación.

- Los productos de glicación avanzada (AGE), formados en alimentos procesados y fritos, contribuyen a la inflamación y a la aparición de enfermedades crónicas. Se propone reducir los AGE a través de métodos de cocción más saludables (cocinar al vapor, y prepararlos hervidos o en guisados).

- Los azúcares procesados, el jarabe alto en fructosa y los edulcorantes generan procesos de inflamación, resistencia a la insulina y alteración de la microbiota y del funcionamiento hepático. Los azúcares naturales presentes en frutas, tubérculos o cereales poseen propiedades antiinflamatorias, son saciantes y llenos de vitaminas, lo cual favorece un estado de reparación celular.

- El consumo de harinas refinadas y gluten es un detonante de la permeabilidad intestinal, y tiene implicaciones en procesos de inflamación sistémicos y en la respuesta inmunitaria. Se recomienda optar por cereales integrales sin gluten, que hayan pasado por un proceso de remojo y fermentación lenta natural.

- El uso del glutamato monosódico en alimentos procesados aumenta su nivel de palatividad, creando adicción y generando obesidad, desregulación de la glucosa y de la insulina. También se asocia con inflamación crónica y alteración en la percepción del dolor. Por ello se recomienda eliminar o reducir al máximo los alimentos procesados.

- El beneficio del consumo de frutos secos y linaza y chía es comparable al del AOEV de la dieta mediterránea. Se recomienda cocinar sin aceites para reducir la inflamación.

- La cafeína puede ser una toxina en personas con mutaciones en el citocromo P450. Para aquellos sensibles a la cafeína, se recomienda limitar su consumo para evitar problemas como hipertensión, alteraciones en el sueño e intoxicación hepática. Limitar el consumo de cafeína puede incrementar la absorción de hierro y vitaminas del complejo B en el intestino.

- El alcohol, incluso en pequeñas cantidades, no aporta ningún beneficio a la salud. Causa daños en el ADN, afecta a la absorción de nutrientes y aumenta los niveles de estrógenos, contribuyendo así a un mayor riesgo de cáncer.

11

ALIMENTACIÓN BASADA EN VEGETALES SIN PROCESADOS

EXCELENCIA NUTRICIONAL

En los capítulos anteriores vimos los muchos factores presentes en nuestra vida que generan dolor e inflamación. Hablamos de toxinas, emociones y alimentos. Si vives con dolor, recuerda que la alimentación es una de las claves que está en tu mano cambiar. Debemos comer para sobrevivir. Pero debemos fijarnos en qué comer si lo que deseamos es vivir con salud. Cuando viví mi propio combate contra el dolor, busqué evidencia científica para realizar los cambios necesarios en mi alimentación. Y cuanto más leía, más sentido tenía para mí que comer más vegetales equivale a más salud.

Pero ¿qué era eso de comer más vegetales? ¿Significaba que debía ser vegana o vegetariana?

El veganismo es una corriente filosófica que prioriza no dañar a los animales de ningún modo, excluyendo cualquier forma de explotación y de crueldad. Puedes ser vegano, comer solo papas fritas y pan blanco, y perjudicar tu salud. Eso no era lo que yo buscaba.

El vegetarianismo, por su parte, busca priorizar el consumo de vegetales, si bien admite el uso de productos animales. Pero eso significa que permite el consumo de alimentos inflamatorios, como los lácteos, el huevo, los aceites...

Yo no estoy aquí para criticar la opción personal de cada uno, ni romper tu conexión emocional con la sopa de pollo de tu madre o los huevos revueltos del desayuno, pero sí para dejarte claro que cuando se busca la excelencia nutricional y superar síntomas crónicos sin más medicamentos, la alimentación basada en vegetales es la opción ganadora.

La dieta basada en vegetales *(plant based diet)* consiste en comer frutas, vegetales, cereales de grano entero, legumbres, nueces y semillas, hierbas y especias con el mínimo procesamiento. En el libro *How not to die [Comer para no morir]*, el doctor Michael Greger nos pone en palabras simples lo que es un alimento sin procesar: aquel que no tiene «nada malo agregado y nada bueno eliminado».[32] Yo voy un poco más allá, porque en la alimentación antiinflamatoria «mientras más crudo comas, más vitalidad tomas». En mi caso, llegó un día en el que me di cuenta de que estaba tan bien que no volví a pensar en comer ningún tipo de producto animal: ni carnes rojas, ni aves, ni pescado, ni huevo ni queso, y, por supuesto, desterré de mi cocina cualquier producto refinado, como los azúcares, las harinas y los aceites.

> **Para combatir el dolor, opté por mi plato de salud, no por mi plato de enfermedad.**

La alimentación basada en vegetales ha demostrado ser segura para todas las etapas de la vida, desde la niñez a la adolescencia, en embarazadas y lactantes, adultos y ancianos. Ha demostrado beneficios en la prevención y reversión de enfermedades crónicas como la diabetes tipo 2, la obesidad, la disbiosis intestinal, el cáncer o las cardiopatías. Hay cardiólogos que han evitado la cirugía al recomendar una alimentación basada en vegetales a sus pacientes y lograron revertir anginas de pecho y enfermedades coronarias sin el bisturí.

En cuanto al dolor, comer vegetales también ha demostrado tener efectos positivos. Un estudio de un grupo finlandés evaluó la relación entre la fibromialgia y la alimentación, observando que al cabo de tres meses de llevar una dieta cien por ciento vegetal, con una alta proporción de alimentos crudos, se reducían significativamente los niveles de dolor frente al tipo de dieta omnívora.[33] Otro estudio hecho en California observó cómo una alimentación basada en vegetales y baja en grasas reducía la percepción del dolor en personas con artritis reumatoide en solo cuatro semanas.[34]

La alimentación basada en vegetales también es adecuada para deportistas de todo tipo, incluyendo levantamiento de pesas, atletismo, ciclismo o maratones. En el libro *The Plant-Based Athlete [El atleta basado en vegetales]*, deportistas de élite relatan que solo llegaron a ser los mejores en su categoría al cambiar a una alimentación basada en vegetales, observando cómo su inflamación disminuía y así podían entrenar más y mejor.[35] Un caso muy famoso es el de la tenista Venus Williams, forzada a retirarse de las competencias por el dolor y la fatiga que le producía el síndrome de Sjögren. Al cambiar a una alimentación basada en vegetales volvió un año después y logró ganar la Copa Wimbledon y ser medalla de oro olímpica.

> **Tu alimentación tiene más poder que una pastilla cuando se trata de enfermedades crónicas.**

En muchos casos, comer más vegetales te hace vivir más. Al leer el trabajo del periodista y explorador Dan Buettner sobre las denominadas zonas azules, me fascinó saber que tanto hombres como mujeres de diferentes partes del mundo —Okinawa en Japón, Cerdeña en Italia, Nicoya en Costa Rica, Icaria en Grecia o Loma Linda en Estados Unidos— vivían más años y con buena salud gracias a una dieta rica en vegetales.[36] Son sociedades con un elevado número de personas centenarias, que mantienen un menú formado hasta en un 96 % por vegetales, con muy pocos procesados. Si bien es cierto que alcanzar los cien años no se logra solo comiendo vegetales, la alimentación juega un papel importante, junto con los cambios de estilo de vida.

> **Así se sigue con una dieta vegetal antiinflamatoria: come el arcoíris y en abundancia.**

HOJAS VERDES

La alimentación basada en vegetales es potenciada por los efectos de las hojas verdes. Es el principio más fundamental de la dieta anti-inflamatoria. Muchas personas afirman comer mucha ensalada, pero cuando les preguntas cuántas veces a la semana la comen, su respuesta es... dos. Quien quiera alcanzar la excelencia nutricional, tiene que comer ensalada... dos veces al día (al menos).

Entre las hojas verdes se incluyen lechugas de todo tipo y colores, arúgula, espinaca, canónigos, berro...

Las hojas verdes tienen agua, fibra, minerales y muchos pigmentos antioxidantes, entre ellos clorofila. Si comes ensalada y tomas sol a diario, la clorofila en tu sangre activa uno de tus antioxidantes más potentes dentro de tu cuerpo: la coenzima Q10 (CoQ10). La CoQ10 tiene implicaciones en la creación de energía para tus células, combate los radicales libres y el envejecimiento celular, ayuda a mantener un pH de la sangre óptimo, potencia el funcionamiento del sistema inmunitario y mantiene en un estado óptimo tu hígado y tus riñones.

¿LOS OXALATOS DE LAS HOJAS VERDES CAUSAN PIEDRAS EN EL RIÑÓN?

Existe el miedo, propagado a través de las redes sociales, de que comer hojas y vegetales con oxalatos genera piedras de calcio en los riñones. Pero lo que sucede es todo lo contrario. Llevar una alimentación baja en sal y carnes reduce a la mitad el riesgo de piedras en los riñones. Al reducir o eliminar el consumo de carnes, también se reduce la producción de ácido úrico, lo que puede reducir la producción de piedras en los riñones.

Comer más frutas y vegetales con alto contenido en oxalato no incrementa la producción de piedras en los riñones. Las plantas modifican la microbiota, y la microbiota intestinal desempeña un papel importante en la formación de piedras de oxalato en el riñón. Una disminución de ciertas bacterias en el intestino del género *Bifidobacterium, Lactobacillus* y *Oxalobacter*, degradadoras de oxalato, pueden provocar una mayor absorción de oxalato en sangre y niveles más altos en la orina, lo que contribuye a la formación de piedras renales. Ciertamente, hay personas con mutaciones de enzimas hepáticas que producen una mayor cantidad de oxalatos, lo que incrementa el riesgo de cálculos renales. En estudios con animales se observó que colonizar el intestino de ratones con *Oxalobacter* disminuye la cantidad de oxalatos en el riñón. Aunque no somos ratones, tener una microbiota estable a la que le gusta comer oxalatos será clave para evitar crear piedras en los riñones.

También hay otro tipo de hoja o vegetal verde que se debe comer de forma especial: las crucíferas. Entre ellas encontramos el brócoli, la coliflor, el kale, la col morada, las coles de Bruselas, los rábanos, los germinados de brócoli o las semillas de mostaza. Las crucíferas son uno de los alimentos más estudiados para combatir procesos crónicos e inflamatorios, la prevención del daño del ADN, la paralización de metástasis en procesos de cáncer y el control del colesterol, así como potenciadores de las enzimas de desintoxicación del hígado y modificadores de la respuesta inmune. A veces nos preguntamos qué es lo bueno del brócoli, y la verdad es que lo es todo. Tiene una buena cantidad de vitamina C y E, betacarotenos, flavonoides, calcio, agua y fibra.

Se han estudiado varias moléculas de las crucíferas, incluyendo el indol-3-carbinol, la quercetina, los lignanos y el sulforafano, como potenciadores de la salud. El sulforafano es un compuesto azufrado que se forma por la acción de la enzima mirosinasa, la cual se inactiva por la acción del calor. De ahí la importancia de consumir las crucíferas crudas, para aprovechar todos sus beneficios. Los puedes ingerir por ejemplo en un licuado verde o en una ensalada de coliflor, recetas que encontrarás al final de este libro.

¿EL BRÓCOLI ES MALO PARA EL HIPOTIROIDISMO?

Muchas de mis clientas con problemas de tiroides tienen miedo a comer crucíferas por sus posibles efectos goitrogénicos. Las crucíferas contienen glucosinolatos que podrían bloquear la absorción de yodo por la tiroides e impedir la producción de hormonas tiroideas, pero para que esto suceda debes comer más de kilo y medio de brócoli crudo al día durante meses.

El 90 % del hipotiroidismo es de origen inmune (tiroiditis de Hashimoto), que se vincula más a problemas de inflamación que a problemas de absorción de yodo. El yodo fue un problema hasta la década de 1950, porque en general las dietas eran deficitarias en este mineral; ahora ya no lo es. Si tienes deficiencia de yodo (lo sabrás si te haces unos análisis), debes consumirlo a través de algas o suplementación específica. Puedes estar tranquila, que el brócoli te ayudará a reducir tus niveles de anticuerpos sin que la tiroides sufra.

«Pero, Carla..., no me gusta el brócoli». A mí también me pasa. Esto les puede pasar a las personas «supercatadoras», con más receptores en la lengua, que perciben intensamente los sabores amargos y azufrados. Lo sé porque una vez mi esposo y yo hicimos una de esas pruebas científicas con cosas amargas, a él no le sabían a nada, a mí me parecían asquerosas. La mutación supercatadora puede que nos haya dado ventaja evolutiva al evitar comer cosas en mal estado o venenosas, pero ante la evidencia sobre los beneficios de las crucíferas, sabiendo que no nos llevarán al hospital (sino que nos alejan de él), puedes reprogramarte e ir acostumbrándote al sabor. Y si no digieres bien las crucíferas por tener una microbiota desequilibrada, aplicar la técnica del gimnasio digestivo o incluirlos en tus jugos verdes es tu estrategia para introducir estos vegetales tan beneficiosos.

Comer más hojas verdes y crucíferas hará que tu sangre sea más ligera, al incluir más vitamina K de forma natural, lo cual es bueno. Sin embargo, debes tener cuidado si estás tomando anticoagulantes: consulta con tu médico si puede ir modificando tu tratamiento de acuerdo con tu cambio de alimentación. Recuerda que son mejores los beneficios en el plato que en la pastilla.

Para comer más hojas verdes te propongo las siguientes claves.

→ La ración de ensalada suele ser de 60 g. Por lo menos, hay que comer dos raciones al día. Mi recomendación es que al menos llegues a tres o cuatro raciones diarias para potenciar su efecto antiinflamatorio.

→ Incluye una ración de crucíferas crudas, entre 50 y 80 g, o 12 coles de Bruselas, o 2 rabanitos al día. Pueden ser más si lo deseas.

→ Come las hojas en ensalada o licuados verdes. Puedes incluirlas cocinadas en salteados o guisados, pero siempre priorizando las porciones crudas.

→ Una manera de potenciar los efectos de las crucíferas es comerlas en forma de «arroz» (muy bien picadas) o licuados verdes. Si las cocinaste previamente, agrega salsa de mostaza para potenciar los efectos del sulforafano.

→ La variedad de hojas verdes es amplia, así que empieza por las que más te gusten y sean de temporada. Al principio, es más importante la constancia y el volumen de hojas que su variedad.

→ Si se te hace cuesta arriba lavar y cortar tus hojas a diario, cómpralas lavadas y cortadas. Es lo que yo hago en casa el 90 % de las veces.

→ Si tienes alguna intolerancia, practica gimnasia digestiva, incorporando poca cantidad al principio y en forma cocinada, para introducir la ingesta cruda paso a paso.

FRUTAS DE COLORES

Todas las frutas tienen beneficios increíbles con su fibra, sus antioxidantes, su alto contenido en agua y vitaminas. Son el perfecto *snack* y un alimento increíblemente sanador. La mayoría de mis clientas, cuando llegan, no consumen frutas, tal vez una a la semana, o una o dos al día la que más. A algunas personas les genera cierta resistencia comerlas al principio, al tener un poco de miedo por la presencia de azúcar o fructosa, pero una vez que sabemos que el azúcar refinada es lo que genera inflamación y dolor, la fruta pasa a ser un alimento antiinflamatorio. Así que te daré las claves más importantes de cómo incorporar la fruta en tu día a día.

Gema llegó a mi consultorio con un nivel alto de glucosa en sangre, dolor de articulaciones y sobrepeso. Cuando cambiamos su alimentación, su ingesta de fruta pasó de una al día a siete raciones o más diarias. El resultado fue la remisión del dolor y la pérdida de peso, la eliminación de la resistencia a la insulina y un incremento de la energía.

Si el sistema digestivo está bien, las frutas son el alimento que mejor se digiere, y para las personas con disbiosis, la técnica del gimnasio digestivo es ideal para reintroducir la fruta.

Estas son algunas claves para incorporar la fruta en tu día a día:

→ Consideramos que una ración de frutas son 120 g de fruta cortada, una pieza mediana, 40 g de frutos secos (mango, dátiles, manzanas) o 60 g de frutos rojos o arándanos. La recomendación oficial es comer unas tres raciones cuando menos al día, pero en una dieta antiinflamatoria pueden ser cinco, ocho, doce raciones..., las que sean necesarias.

→ No hace falta mezclar las frutas entre sí, puedes comer un tipo de fruta al día y al día siguiente otro tipo. Si a tu sistema digestivo le va bien, puedes probar las mezclas.

→ Procura comer fruta de temporada y de producción local. Tendrá más frescura, sabor y mejor precio.

→ Come piezas de distintos colores durante la semana. La variedad es inmensa: los mangos amarillos, los verdes kiwis, los blancos plátanos, chirimoyas y melones, los morados arándanos, las rojas fresas e higos, las fucsias pitayas, los cafés nísperos, las guayabas y zapotes salmón, los amarillos limones, las mandarinas y naranjas, las rojas sandías...

→ Las frutas con más antioxidantes son los arándanos. Intenta incorporarlos al menos tres veces a la semana, sean frescos o congelados. Si no hay, sustitúyelos por fresas, frambuesas, moras o granadas.

→ No compres fruta con aditivos. Comprueba que no tengan ceras, azúcares ni aceites (esto pasa a menudo con los frutos secos).

→ Ten precaución con el aguacate, ya que la cantidad de grasa al día importa para bajar la inflamación. Si estás comiendo nueces y semillas, reduce el consumo de aguacate a dos o tres cucharadas al día.

→ Puedes comer frutos secos siempre que tengas un nivel de energía bajo y necesites un extra, por ejemplo, si estás corriendo un maratón, en el gimnasio, o si te vas de excursión y no puedes llevar tanto peso. En la vida cotidiana, elige siempre el consumo de frutas frescas. No las recomiendo para alguien con resistencia a la insulina.

→ Puedes incorporar fruta a tus licuados verdes con toda su fibra. No recomiendo poner fruta a los jugos verdes, salvo en casos particulares.

→ Genera un momento planificando para comer fruta. Elige al principio las que más te gustan y establece un compromiso alcanzable sobre la cantidad que vas a consumir. Déjalas a la vista y a mano. Y empieza siempre de menos a más, siendo constante.

VEGETALES SIN ALMIDÓN

Para acompañar a tus ensaladas es importante introducir más variedad de vegetales y frutos no dulces. Los vegetales han demostrado tener grandes beneficios antioxidantes: carotenoides como el licopeno del jitomate, compuestos organosulfurados como la alicina en las cebollas, gran cantidad de vitamina C en pimientos morrones y chiles, compuestos fenólicos y terpenos antiinflamatorios en espárragos y alcachofas, o betaglucanos y ergotioneína con capacidad antitumoral en las setas y champiñones. Utilizar estos vegetales en abundancia es una estrategia estupenda para aquellas personas que tienen sobrepeso y necesitan bajar su consumo de energía sin comprometer la cantidad de comida. Se puede seguir una dieta antiinflamatoria sin pasar hambre.

¿LOS JITOMATES, PIMIENTOS MORRONES Y BERENJENAS CAUSAN DOLOR?

Las solanáceas son una familia de plantas entre las que se incluyen jitomates, pimientos morrones, berenjenas y papas. Durante muchos años se les ha atribuido contribuir a los procesos inflamatorios y a los problemas digestivos. Ese fue el caso de Antonio (sí, he trabajado con algunos chicos también). Un día me dijo que la salsa de jitomate le sentaba mal, que le producía gases y dolores de estómago, por lo que le daba miedo volver a comerla. Cuando miramos su situación con lupa, nos dimos cuenta de que 1) usaba salsa del supermercado, con aceites y conservadores nada buenos para su sistema digestivo, y 2) que se la comía con pasta con gluten.

Lo solucionamos haciendo un experimento muy simple. Hizo una salsa casera con jitomates, cebolla, ajo y orégano. La probó sin comer nada más, y no hubo problemas. Luego se tomó la salsa con una pasta sin gluten, iy sin problemas tampoco! ¿Era realmente el jitomate el problema o lo que habitualmente había tomado con él?

En caso de que tengas disbiosis intestinal o artritis, los jitomates, pimientos morrones y berenjenas pueden no ser los vegetales ideales al principio para comer. Tienen ciertos alcaloides, que pueden penetrar en tu sistema circulatorio si tienes intestino permeable, y generar una respuesta inmune. Pero a medida que vas dejando atrás la permeabilidad te darás cuenta de que podrás volver a comer solanáceas sin problemas y beneficiarte de sus propiedades antioxidantes. Como un dato curioso adicional, los pimientos morrones tienen un compuesto que se llama capsaicina, lo que le da su sabor picante. Si se usa como crema externa, esta molécula puede disminuir el dolor en las articulaciones en personas con artritis.

Para incorporar vegetales sin almidón, estas son las claves más importantes.

→ Una ración de vegetales sin almidón son 60 g crudos o 50 g cocinados. Come por lo menos dos raciones al día. Recomiendo que sean más, si tienes más hambre.

→ Incluye champiñones o setas dos veces a la semana, siempre cocinados, ya sea al vapor, al horno, salteados, o en guisado.

→ Incluye al menos una o dos cucharadas de *Allium* al día: cebolla, puerro, ajo, cebollín..., idealmente crudos, aunque los puedes incorporar a tus preparaciones también cocidos.

→ Si hay temporada de alcachofas, cocínalas en caldos, guisados o salteados.

→ Los espárragos puedes comerlos crudos y cocinados sin problema, si son de temporada, prefiere aquellos de color verde o morados.

→ Tu plato debe verse colorido, ten todos los colores de los vegetales que puedas durante el día.

→ Si te sientan mal las solanáceas, como los jitomates, los pimientos morrones o las berenjenas, puedes dejar de comerlas un tiempo, y reintroducirlas poco a poco en cantidades pequeñas con la gimnasia digestiva.

TUBÉRCULOS Y VEGETALES CON ALMIDÓN

Los vegetales tubérculos con almidones son vegetales realmente sanadores. Incluyendo las papas de todas las formas y colores, la yuca, las zanahorias, el betabel, los camotes, la batata, los ñames y muchos más. Están llenos de minerales, al estar muy cerca del suelo, son saciantes y bajos en grasas de forma natural. Algunos de ellos, como los camotes —tanto naranjas como morados— son de baja carga glicémica, lo cual los hace ideales para empezar un cambio de alimentación en personas con resistencia a la insulina y picos de glucosa sin control. Otros, como las zanahorias, tienen compuestos antioxidantes, anticancerígenos y antiparasitarios como el falcarinol, que puede llegar a ser incluso más eficaz que el sulforafano para atenuar la inflamación. El betabel ha demostrado por su parte tener efectos sobre la reducción del dolor muscular; también presenta capacidades antitumorales y reduce el «colesterol malo». Los vegetales con almidones tienen la capacidad de producir almidón resistente cuando se cocinan y se enfrían, algo que funciona como fibra para potenciar el crecimiento de una microbiota sana.

A continuación tienes las claves para consumir vegetales con almidón.

→ La ración de tubérculos suele rondar los 60 g. Si quieres priorizar la bajada de peso, limita su consumo a no más de dos raciones al día. Si, por el contrario, necesitas consumir más calorías para aumentar de peso, incrementa a cuatro o seis raciones de tubérculos.

→ La mayoría de los tubérculos se consumen cocinados, ya sea al vapor, a presión, salteados o guisados. Las zanahorias y el betabel se pueden comer crudos en ensalada, cortados de mil maneras. También se pueden tomar en jugo de verduras, pero solo si la resistencia a la insulina ha sido controlada antes.

→ Si quieres aumentar la producción de almidón resistente, debes enfriar los tubérculos en el refrigerador y comerlos fríos o calentados a menos de cien grados.

FRUTOS SECOS Y SEMILLAS

Los frutos secos y las semillas son la fuente de grasa antiinflamatoria por excelencia en una alimentación basada en vegetales. Las nueces y las semillas han demostrado tener ácidos poliinsaturados omega 3, fibra, minerales y compuestos antioxidantes que combaten la inflamación. En el estudio Predimed se observó cómo las nueces aportan los mismos beneficios que el consumo de AOEV. La chía o la linaza son las que más precursores de ácidos grasos omega 3 tienen por peso, además de lignanos. Su consumo ayuda a mantener las células flexibles, recibiendo nutrientes y expulsando toxinas, así como a la regularización hormonal femenina.

Puedes incluir nueces y semillas de forma segura con las claves que verás a continuación.

Una ración de nueces, almendras o avellanas ronda los 30 g al día. Lo ideal es comer una ración, o dos máximo, pero solo si se está queriendo aumentar de peso.

→ Los frutos secos con más propiedades antiinflamatorias son las nueces, las almendras y las avellanas. Pero siempre es interesante variar e intentar incluir otras, como pistaches, nueces de la India o nueces de Brasil.

→ Come las nueces sin tostar, el calor o el tostado altera los beneficios antiinflamatorios de sus grasas.

→ Los frutos secos pueden comerse enteros o como parte de una salsa o aderezo, por ejemplo, come pasta de ajonjolí o tahini sin tostar, o agrega nueces de la India a un puré de verduras para darle cremosidad.

→ La ración de chía o linaza es de dos cucharadas al día. Si sigues una dieta antiinflamatoria, podrías incrementar el consumo a dos raciones al día.

→ La chía o la linaza deben ser molidas previamente para obtener sus ácidos grasos omega 3. Puedes molerlas en casa cada dos meses y dejarlas en un frasco hermético en el refrigerador.

→ La chía o la linaza se pueden comer con un licuado verde, en la ensalada, acompañando a un plato de avena o en un pudín de chía.

→ Si tienes alergia a algún fruto seco, puedes sustituirlo por semillas de calabaza.

¿SON SALUDABLES LOS CACAHUATES?

Quiero puntualizar que los cacahuates o el maní no son frutos secos, sino una legumbre. En muchos casos, suelen generar inflamación por la contaminación con el hongo *Aspergillus*, el cual produce diferentes aflatoxinas que son carcinogénicas. A pesar de los grandes controles para reducir la contaminación por este hongo durante el procesado de los cacahuates, las aflatoxinas pueden permanecer en las semillas y estar por encima de los niveles de seguridad establecidos. Te recomiendo —si quieres mantener una alimentación antiinflamatoria— que dejes de lado los cacahuates por un tiempo o busques una fuente segura y confiable libre de toxinas.

CEREALES DE GRANO ENTERO

Los cereales han demostrado una y otra vez que pueden formar parte de una alimentación antiinflamatoria basada en vegetales. Los cereales de grano entero han demostrado en diferentes estudios aleatorizados y metaanálisis ser beneficiosos para bajar el colesterol, mejorar el control de glucosa, y su inclusión modifica favorablemente la variedad y flexibilidad de una microbiota sana. En el capítulo 9 de la microbiota vimos que el consumo de un único cereal, el trigo, en su forma más procesada, induce a un estado inflamatorio en el cuerpo tanto en personas con celiaquía como en intolerantes a los FODMAP y aquellas con disbiosis intestinal. Comer pan procesado además elimina gran parte de sus minerales y hasta el 50 % de vitaminas del complejo B. La clave para recuperar tu microbiota es consumir otro tipo de cereales en el formato más entero posible, o mejor incluso en forma de semillas.

Los cereales se deben comer idealmente remojados y germinados, o fermentados de forma lenta y natural, si hablamos de pan. Los anti-nutrientes son la única forma que tiene la planta de defenderse en un periodo tan vulnerable como la germinación o el nacimiento, para que nadie se las coma antes. Ponerlas en remojo ayuda a dejar en el agua todas esas moléculas y sustancias. Respecto al germinado, con la ayuda de los microorganismos naturalmente presentes en las semillas, se inactiva posibles toxinas y pesticidas y se favorece la di-gestión.

En el caso de la quinoa, el remojo es fundamental, ya que contiene saponinas, una molécula parecida al jabón que puede ser irritante para personas con un sistema digestivo comprometido. El remojo y el enjuague correcto de este seudocereal alto en proteínas elimina en gran medida estos compuestos.

Estas son las claves para introducir de forma adecuada cereales in-tegrales.

→ Una ración de cereales integrales es de 100 g, ya cocinado. La re-comendación es de tres raciones al día, o más si lo necesitas.

→ Elige cereales sin gluten, como arroz negro, rojo, salvaje o in-tegral, quinoa real de color rojo o negro, mijo, amaranto, *teff*, trigo sarraceno, maíz, avena en grano, *steel cut* o en hojuelas gruesas.

→ La avena no tiene gluten, pero puede procesarse en una fábrica donde procesen trigo, espelta o centeno. Compra aquella en cuyo etiquetado se especifica «sin gluten».

→ Escoge maíz de variedades ancestrales, con más colores, del tipo morado, rojo o muy naranjas, y nada que venga en forma de harina.

→ Evita comer o utilizar todo tipo de harinas o preparados de hari-nas, incluyendo aquellos que son sin gluten.

→ El remojo de los cereales debe durar cuando menos de ocho a doce horas. Descarta el agua de remojo si vas a prolongarlo doce horas extras para iniciar el proceso de germinación.

→ Si vas a comer pasta, utiliza variedades realizadas con legumbres u otro tipo de cereales sin gluten como sarraceno o quinoa.

→ Come pan de masa madre, pan Ezequiel o el mejor pan del mundo (encontrarás la receta en la página 284), que llevan procesos de remojo, germinación y fermentación lenta natural.

→ Los cereales se pueden comer en salteados, guisados, sopas, o como parte de otro tipo de recetas creativas.

→ Cuando inicias una dieta antiinflamatoria, es mejor tomar al principio tubérculos, e ir introduciendo lentamente los cereales a medida que baja la inflamación digestiva.

LEGUMBRES

Las alubias, los chícharos, los garbanzos, las lentejas, y los frijoles son legumbres. Y son algunos de los alimentos más perfectos y usados en el mundo. Por su cantidad de fibra y proteínas, logran estabilizar los picos de glucosa y los antojos por dulces, además de modificar la microbiota positivamente. Las legumbres se han ganado mala fama por las lectinas y aminas biogénicas que reducen la cantidad de la enzima DAO en el intestino, por lo que podrían incrementar la inflamación intestinal. La forma ideal de eliminar estos compuestos es utilizar la técnica de remojo de las semillas, la germinación y la cocción de las legumbres a presión.

La soya es un tipo de legumbre. Muchas de mis clientas me consultan si puede ser inflamatoria, ya que en redes es habitual ver este mensaje. Diferentes metaanálisis de estudios aleatorizados hablan de las propiedades antiinflamatorias de la soya, posiblemente por la acción de las isoflavonas. Las isoflavonas son fitoestrógenos que ayudan a regularizar los picos de los estrógenos cuando tenemos procesos de inflamación que afectan a las hormonas femeninas. Han demostrado un claro efecto antiestrogénico y anticancerígeno frente al cáncer de mama, una función parecida a lo que realiza un fármaco, el tamoxifeno. El gran problema de la soya es si es orgánica o no, debido a la presencia de pesticidas como el Roundup en organismos modificados genéticamente (OMG). Este pesticida actúa como agente inflamatorio y tiene capacidades estrogénicas en la población femenina y masculina, por lo que la mejor opción siempre será consumir soya orgánica.

Hay quien evita comer legumbres por producir flatulencias, y sin duda lo hará si tiene un desajuste en su sistema digestivo. La fermentación por parte de bacterias que no están en el sitio adecuado genera gases. En este caso, utilizar especias carminativas con tus legumbres es una excelente estrategia para bajar los gases y aumentar el potencial antiinflamatorio de tus comidas, entre ellas el anís verde, el anís estrellado, el hinojo, la menta, la melisa, el jengibre y la canela. En casos de fuerte inflamación, en un principio, comer legumbres puede representar un gran reto, por lo que debe aplicarse la técnica del gimnasio digestivo: eliminarlas al principio por un tiempo para establecer una base e introducirlas lentamente de nuevo en la alimentación una vez que se haya bajado la inflamación. A medida que el entrenamiento del sistema digestivo progresa, los gases y las flatulencias disminuyen.

Te presento a continuación las claves para introducir de forma adecuada las legumbres:

→ Una ración de legumbres suele contener 130 g (cocidas), o 150 g en el caso de chícharos tiernos o germinados. Esta ración es la mínima y se pueden comer varias al día dependiendo de tu actividad física.

→ El remojo de las legumbres debe durar cuando menos entre ocho y doce horas. Descarta el agua de remojo si vas a prolongarlo doce horas extras para iniciar el proceso de germinación.

→ Si las legumbres tradicionales te producen pesadez, intenta empezar por variedades frescas hechas al vapor, como los chícharos verdes. Puedes comerlas en guisados, salteadas, en sopas, cremas o salsas.

→ Si tu fuerza digestiva es muy baja, las legumbres deben comerse germinadas, como si fueran una planta tierna con sus hojas y tallos. Una ración equivaldría a una o dos tazas de legumbres germinadas, por ejemplo de lentejas o soya.

→ Cocina las legumbres preferiblemente en una olla exprés. Excepto las lentejas, que luego se rompen muy fácilmente. Elimina el agua de cocción para hacerlas más digeribles.

→ Utiliza especias carminativas, como anís, hinojo, menta, melisa, jengibre y canela para bajar la cantidad de gases y flatulencias. Además, darán mucho sabor a tus platillos.

→ Para consumir soya, siempre que puedas elige su versión menos procesada por este orden: el edamame, las habas de soya, el tofu y la leche de soya por último. Lo ideal es que sean orgánicas.

→ Puedes comprar legumbres hechas en el supermercado, asegúrate de que vengan envasadas en frasco de cristal, sin aditivos y bajas en sal añadida.

ALGAS

Debemos incluir este vegetal marino verde oscuro en nuestra alimentación antiinflamatoria por su increíble aporte de yodo y su implicación en la función tiroidea. La cantidad de yodo recomendada al día ronda los ciento cincuenta microgramos de yodo, cantidad que puedes conseguir comiendo dos hojas de alga nori (la del sushi), media cucharadita de alga dulce, o haciendo un caldo de verduras con un poco de algas Kelp. Como ves, no hace falta comer muchas, pero sí mantenerlas en la mente y en el plato. Yo las pongo encima de la ensalada y dentro de los licuados verdes, y las introduzco en los aderezos de ensalada o en las cremas de verdura, o simplemente me las como solas.

HIERBAS DE OLOR Y ESPECIAS

Son otra joya de la corona en la alimentación antiinflamatoria, por eso insisto en tener bien abastecida la despensa con diferentes tipos de especias para dar sabor y aumentar el valor nutricional de tus platillos.

La cúrcuma, por ejemplo, es conocida por sus propiedades antiinfla- matorias, atribuidas en gran medida a la curcumina. La curcumina ha sido ampliamente estudiada por sus potentes efectos antioxidantes y antiinflamatorios en la artritis, con la que alcanza resultados pareci- dos al naproxeno.

El jengibre es otra especia conocida por sus compuestos bioactivos, como el gingerol. Tiene una larga historia de uso en la medicina tradi- cional por sus propiedades antiinflamatorias y analgésicas, por ejem- plo, en casos de migraña, náuseas o dolores menstruales. El uso de jengibre en las crisis de migrañas puede actuar de la misma manera que el sumatriptán, pero sin sus efectos secundarios.

Otras especias, como la canela, también ayudan al control de la infla- mación y dan un sabor increíble a tu avena de la mañana. El comino negro, o *Nigella sativa*, se ha utilizado en la medicina tradicional y tiene efectos antiinflamatorios. Las hierbas como el cilantro y el pe- rejil pueden actuar como quelantes naturales de metales pesados. La menta, por su parte, es conocida por sus propiedades calmantes y puede aliviar la inflamación del tracto gastrointestinal. El orégano, con sus potentes antioxidantes, ayuda a reducir el estrés oxidativo y combate infecciones por virus y parásitos gracias a la presencia de sus moléculas bioactivas, como el carvacrol y el timol.

Incluye siempre hierbas y especias con las siguientes claves.

La ración mínima de especias es media cucharadita, por ejemplo, de cúrcuma o jengibre seco y molido al día. Pero siempre puedes consu- mir más con total seguridad.

→ Aunque la cúrcuma potencia su absorción con la ayuda de la pimienta negra, no es absolutamente necesario mezclarlas siem- pre. De hecho, para las personas con un sistema digestivo sensi- ble es mejor evitar la pimienta durante un tiempo.

→ Puedes consumir otras especias al día sin problemas: canela, clavo, fenogreco, curry, comino negro o ajenuz, comino, nuez moscada, anís, anís estrellado...

→ Utiliza las especias antes que la sal o el azúcar para dar sabor a tus ensaladas, licuados, guisados o salteados.

→ Siempre que puedas, añade canela de Ceilán.

→ Mantén un *stock* de hierbas de olor frescas y secas, como romero, salvia, orégano, perejil, albahaca o cilantro.

→ Puedes incluir entre media y una taza de hierbas de olor frescas en tus ensaladas o guisados.

BEBIDAS ANTIINFLAMATORIAS: LOS JUGOS VERDES

Los jugos de verduras hechos de hojas verdes y vegetales —como apio, pepino, hinojo, col, lechuga, zanahoria, betabel o ajo— son una estrategia moderna para introducir una alta densidad de nutrientes y bajar la inflamación para superar síntomas crónicos. En diferentes estudios con animales y humanos, los jugos verdes han demostrado reducir la toxicidad hepática creada por el consumo de medicamentos, bajar la tensión arterial, atenuar el daño neuronal producido por metales pesados, disminuir la toxemia por bacterias dañinas, modificar el funcionamiento del sistema inmunitario reduciendo citoquinas proinflamatorias. Todos estos efectos incluso pueden observarse al cabo de una hora de beber jugo verde.

El jugo verde se presenta como la primera línea del trabajo de nutrición. Son un excelente tratamiento para superar la deshidratación y la falta de electrolitos cuando hay dolor crónico. En personas con problemas digestivos las ayuda a introducir ciertos vegetales, como las crucíferas, que no toleran bien al principio. Con mis clientas he visto cómo tras un par de horas de tomar el jugo el dolor de cabeza y la niebla mental bajaban, o el estreñimiento crónico de años se corregía en una semana. Un jugo, preferiblemente de vegetales verdes sin almidón, como el pepino y el apio, es el punto de inicio perfecto cuando hay resistencia a la insulina. Para empezar, toma entre doscientos cincuenta mililitros y medio litro al día, para evitar los síntomas de desintoxicación. Si tienes problemas renales, tuviste un trasplante o padeces desequilibrios de sodio y potasio, debes hablarlo con tu médico y evaluar muy detalladamente tu respuesta a los jugos verdes.

LA REACCIÓN DE HERXHEIMER O LOS SÍNTOMAS DE DESINTOXICACIÓN

Son un conjunto de síntomas que pueden producirse durante el tratamiento de ciertas enfermedades o en procesos de desintoxicación. Esta reacción se caracteriza por tener síntomas parecidos a la gripa, dolor en las articulaciones, sarpullidos cutáneos, pensamientos tóxicos o crisis nerviosas, diarrea o estreñimiento. Los síntomas pueden variar su intensidad dependiendo de la persona. Lamentablemente, son un proceso que debe atravesarse para superar los síntomas crónicos. Lo ideal es actuar desde la calma, con una persona que te guíe y tranquilice, para reducir la incomodidad mientras dura la crisis de salida de toxinas.

Al preparar un jugo, necesariamente se separa el jugo del vegetal de su fibra, y esto lo convierte en un alimento menos completo que consumir el vegetal entero. Sin embargo, como he corroborado gracias a mis clientas, este tipo de procesado es saludable por su alta cantidad de nutrientes, sus propiedades medicinales y antiinflamatorias.

Los jugos de verduras no son sustitutos de una comida completa en tu dieta, son un potenciador de nutrientes, por lo que debes asegurarte de que estás comiendo suficiente fibra y cantidad de nutrientes en el resto de las comidas.

Respecto a los restos de tus jugos verdes (que es donde está la fibra), deséchalos. Puede que te dé «dolor» hacerlo y pienses en todas las recetas increíbles que podrías hacer para no descartar esa fibra, pero ¿acaso utilizamos los posos tras hacer un café, o las flores de una manzanilla? Los vegetales de tu jugo ya sirvieron para tu propósito.

Recuerda también que el jugo verde no sustituye al agua, aunque cuando consumes una alimentación alta en vegetales crudos, con ensaladas, hojas y jugos verdes, notarás que tu sed puede disminuir de forma natural. Eso es bueno.

A los deportistas se les suele recomendar tomar agua con sal y azúcar refinado para reponer electrolitos y energía, o tomar bebidas isotónicas. Durante años hemos visto como normal y adecuado reponerse con esas botellas de líquidos de colores, pero un jugo verde puede aportar los mismos elementos, y además generar una mejor respuesta antiinflamatoria.

Otra recomendación para tomar jugos verdes es que sean frescos, de vegetales, sin frutas o con muy poca, y utilizar una licuadora de jugos lenta. Tanto la calidad del vegetal como el equipo extractor te darán un jugo altamente nutritivo y poco oxidado. Si te interesa adquirir un extractor lento, te recomiendo que sea potente para que te dure más tiempo.

Si quieres regalarte una buena licuadora, como la que yo uso en casa, visita la siguiente página: <https://www.despidetedeldolor.com/recursos/>.

IDEAS CLAVE

- La dieta es un factor clave para mejorar la salud, y es algo que está en tu mano —o en tu plato—, y que puedes practicar al menos tres veces al día. Cuantos más vegetales, mejor, y más si incluyes una gran variedad.

- La alimentación basada en vegetales (*plant based diet*) es una dieta que se centra en frutas, verduras, cereales integrales, legumbres, frutos secos, semillas, hierbas y especias con un mínimo procesamiento.

- La alimentación basada en vegetales es segura en todas las etapas de la vida, y eficaz para prevenir y revertir enfermedades crónicas como la diabetes tipo 2, la obesidad, la disbiosis intestinal, el cáncer y las enfermedades cardiacas. Además, ayuda a prevenir y revertir síntomas de inflamación, reduciendo el dolor en enfermedades como la fibromialgia, la artritis y las migrañas.

- Comer más vegetales se asocia con la longevidad, como se observa en las zonas azules.

- A diario, incluye en abundancia hojas verdes, frutas de colores, vegetales con o sin almidón, frutos secos, cereales y legumbres, algas, hierbas de olor y especias. Apóyate en los jugos verdes como potenciadores nutricionales antiinflamatorios.

12
COMER VEGETALES SIN DEFICIENCIAS NUTRICIONALES

Llegados a este punto, de seguro te han surgido algunas dudas. Las más frecuentes son si una alimentación basada en vegetales puede provocar deficiencias, o si tendrás suficientes proteínas biodisponibles, o si la grasa es suficiente, o cuántos carbohidratos debes llevar al plato.

Para resolverlas, te explicaré algunas cosas sencillas, pero eres tú quien deberá investigar y optimizar estas recomendaciones para tu caso particular con la ayuda profesional.

¿DÓNDE ESTÁN LAS PROTEÍNAS DE LAS PLANTAS?

Lo más importante para ti ahora es entender tres cosas: las proteínas las forman los aminoácidos, todas las plantas tienen aminoácidos y no por comer proteínas específicas las volverás a formar en el sitio y cantidad que necesites. Para poder crear proteínas en tu cuerpo, estas necesitan romperse hasta su mínima expresión: los aminoácidos. Imagina que una proteína es como un collar de perlas: las perlas son los aminoácidos, y hay veinte tipos para formar proteínas. Hay aminoácidos que el cuerpo puede producir por sí solo, pero otros solo los podemos adquirir a través de la comida y la bebida. A estos los llamamos **aminoácidos esenciales.** Existen nueve aminoácidos esenciales —histidina, isoleucina, leucina, lisina, metionina, fenilalanina, treonina, triptófano y valina—. Cada tipo de proteína en tu cuerpo tendrá una combinación de aminoácidos esenciales y no esenciales específica, y ninguna será igual que otra.

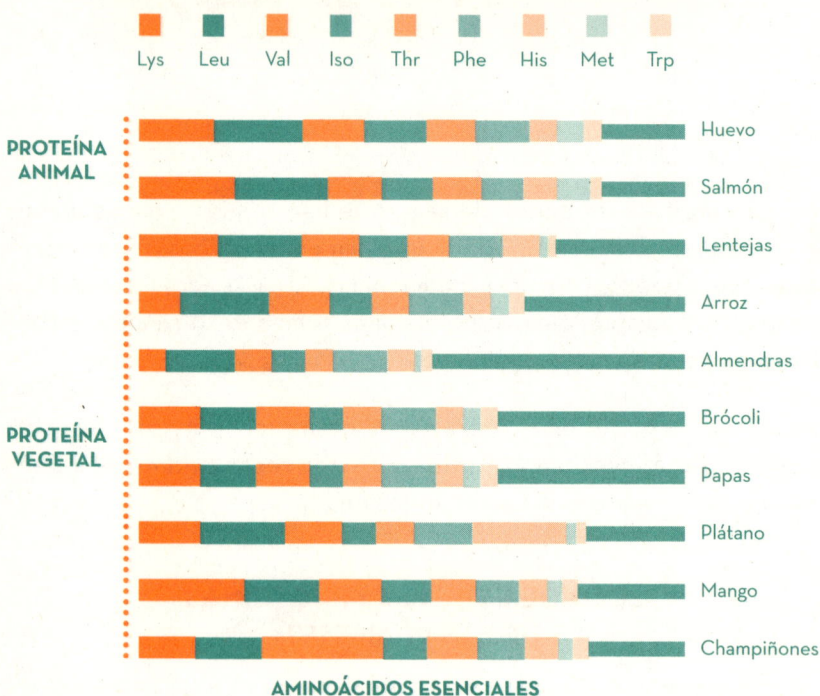

Todas las plantas tienen aminoácidos esenciales

Lys Leu Val Iso Thr Phe His Met Trp

PROTEÍNA ANIMAL
Huevo
Salmón

PROTEÍNA VEGETAL
Lentejas
Arroz
Almendras
Brócoli
Papas
Plátano
Mango
Champiñones

AMINOÁCIDOS ESENCIALES

Adaptado de Gardner et al.[37]

A diferencia de lo que antiguamente se creía (que solo comer proteínas animales nos proveería de los aminoácidos esenciales), todas las plantas contienen los aminoácidos necesarios, en mayor o menor medida. Ahora, ¿es suficiente comer arroz para obtener suficientes proteínas y aminoácidos? Claramente no. Por ello, en una alimentación basada en vegetales hay que comer de manera variada y suficiente —frutas, legumbres, cereales, frutos secos, hojas verdes...— para obtener los mayores beneficios nutritivos y antiinflamatorios. Es una alimentación de abundancia y no de supervivencia con la que restableces la salud.

La idea de que las proteínas de origen animal están más biodisponibles que las vegetales es algo alejado de la realidad, porque la disponibilidad viene dada por la absorción de esa proteína. Para romper proteínas de forma adecuada, debes tener un sistema digestivo en condiciones, empezando por los ácidos estomacales para producir la enzima pepsina (y las personas que llevan años tomando medicamentos antiinflamatorios y antiácidos tienen un estómago que no está al cien por ciento). También es necesario un páncreas saludable para crear otras enzimas que rompan en trozos más pequeños los aminoácidos. Una vez allí, los aminoácidos serán trasladados a donde los necesite tu cuerpo para producir las proteínas, enzimas y neurotransmisores correspondientes.

Comiendo un tipo de proteína específico, como el colágeno animal para tu piel y articulaciones, no producirás necesariamente esa proteína en tu piel y articulaciones. En este caso específico la producción de colágeno se impulsa consumiendo una buena cantidad de vitamina C y minerales como el magnesio y el azufre, presentes en una alta cantidad en la alimentación basada en vegetales. Muchas de mis clientas y yo misma, al comenzar la dieta vegetal, no mostrábamos déficit de proteínas, sino de nutrientes complementarios. Tras hacer un cambio de alimentación, hemos notado cómo las uñas débiles se fortalecían, el cabello dejaba de caerse, o la piel estaba más hidratada y juvenil. A menudo, cuando algún amigo o familiar te ve un mes después, te pregunta qué crema nueva estás usando, cuando realmente son las ensaladas, las frutas, las verduras y los jugos verdes tus grandes aliados, y no un suplemento de colágeno ni el caldo de huesos.

> **Todos los vegetales tienen proteínas, tan solo que hay que comer suficientes vegetales.**

La cantidad de proteínas que debes aportar a tu dieta depende de tu cuerpo y de tu estado físico, y también variará dependiendo de tus objetivos. Según la evidencia científica, en un estado básico, las recomendaciones nutricionales establecen una ingesta de 0.8 g de proteína por kilogramo de peso al día. Por ejemplo, si eres una mujer que pesa cincuenta y siete kilos, tu necesidad de proteínas será de unos 46 g de proteínas al día. Si haces mucho ejercicio y llevas una vida muy activa, optimizar tus rangos de proteína hasta 1 o 1.2 g por kilo de peso, incluso un poco más, será tu objetivo.

Muchas personas con una alimentación basada en vegetales variados ya estamos en esos rangos, e incluso los superamos.

> Para controlar la calidad y cantidad en tu alimentación, puedes usar aplicaciones como Cronometer o Myfitness-pal. Su utilización se convierte en un ejercicio muy clarificador para entender nuestra obtención de nutrientes.

Cantidad de proteínas en diferentes alimentos vegetales

ALIMENTO	PESO O VOLUMEN	CANTIDAD DE PROTEÍNA
Lentejas	100 g (½ taza)	9 g
Garbanzos	100 g (½ taza)	8.9 g
Quinoa	100 g (½ taza)	4.4 g
Arroz	100 g (½ taza)	2.7 g
Camote	100 g (⅓ de taza)	2 g
Almendras	15 g	3.2 g
Tahini (pasta de ajonjolí)	15 g (1 cucharada)	2.5 g
Kale	100 g	2.9 g
Brócoli	100 g	2.8 g
Plátano	2 medianos	2.6 g
Mango	1	2.8 g

¿CUÁNTAS GRASAS DEBO COMER PARA ESTAR BIEN?

Si quieres maximizar el beneficio de las grasas antiinflamatorias, céntrate en aquellas de los alimentos crudos y de las semillas sin tostar. Cuando estamos en un proceso de reversión de los síntomas crónicos y de control de la sensibilidad a la insulina, la grasa debería rondar el 15-20 % del total de las kilocalorías diarias (alrededor de 30 a 35 g dependiendo del caso). En los procesos de desintoxicación más profundos se puede bajar un poco más. Si eres una persona curiosa como yo y estás utilizando una aplicación de conteo de macronutrientes, podrás ver cómo es el tipo de grasa que consumes y la relación entre ellas. Una alimentación con hojas verdes, frutas, legumbres, cereales, y la cantidad justa de nueces, linaza y aguacate, ya te posiciona en esos rangos de grasa.

Existen cuatro tipos de grasa: monoinsaturadas, poliinsaturadas, saturadas y trans. El consumo de grasas saturadas y trans debe ser mínimo, ya que aumentan los niveles de LDL (el «colesterol malo»).

Si consumes aceites o cualquier otro producto animal, el porcentaje de grasa subirá a un 30-35 % de la energía diaria, que, aunque parece equilibrado, no lo es para un cuerpo que busca desinflamarse.

Pero no quiero que te obsesiones con las grasas: si al eliminarlas tienes sensación de hambre, puedes comer más carbohidratos integrales sin almidón, hojas, frutas y tubérculos e incrementar un poco más la porción de aguacate.

TIENES PERMISO PARA COMER MÁS CARBOHIDRATOS

Te invito a dejar a un lado la carbofobia. Los carbohidratos son un combustible sano para tu cuerpo. Comer frutas, tubérculos, legumbres y cereales, según demuestran los estudios científicos, favorece una buena salud..., y son carbohidratos.

Claro que no sucede lo mismo con los carbohidratos procesados: pan procesado, harinas procesadas, galletas, panes blancos, bebidas azucaradas... Tus carbohidratos deben tener colores naturales, vitaminas, enzimas y minerales que potencien tu salud. Comer carbohidratos en forma integral te proporcionará también un poco de proteínas y grasas.

Si planteamos en qué proporción debemos consumir los tres grandes macronutrientes, plantearía un objetivo de 70 % de carbohidratos, 15 % de proteínas y 15 % de grasas. Si además deseas bajar de peso y eliminar síntomas crónicos, es fácil reducir las calorías sin dejar de comer siempre que priorices las hojas verdes y los vegetales sin almidón, y manteniendo la proporción adecuada de grasas y proteínas. Insisto: si quieres profundizar en la pérdida de peso, consulta con un profesional.

¿Cuántos carbohidratos puedes comer? Los necesarios para tener energía a lo largo del día en función de tu actividad: unos 300 g si tienes una vida bastante sedentaria, o 700 g o más si eres triatleta.

Hay un tipo de carbohidrato al que debemos poner atención, que no da energía, pero sí salud: la fibra. Tal como vimos en el capítulo 9, la fibra es de vital importancia para la microbiota. En la típica dieta occidental procesada, o incluso en la dieta OMAD (de una comida al día), o en la dieta cetogénica carnívora, la fibra suele estar por debajo de los requerimientos mínimos, unos 25 g. Repito: tu objetivo debería ser entre 40 y 60 g de fibra al día.

Si sigues el plan de alimentación de este libro, tendrás tus necesidades de macronutrientes cubiertas sin tener que contar calorías ni complicar algo tan placentero como es comer.

¿Y LOS MICRONUTRIENTES?

Otros micronutrientes harán que tu alimentación alcance la excelencia: los minerales. El calcio es una de las grandes preocupaciones cuando se eliminan los lácteos y productos animales, por su importancia en la formación de huesos. Sin embargo, el calcio sale del suelo, de donde lo toman las plantas, y lo transforman en calcio biodisponible para que los animales y los humanos podamos digerirlo y usarlo.

MINERALES

Las recomendaciones de las agencias de salud sobre el consumo de **calcio** difieren dependiendo de los países. En Estados Unidos se recomiendan límites de 1200 mg al día; en España, 1000 mg por día, mientras que en Japón oscila entre los 600-700 mg al día. Esto no quiere decir que las personas de Japón sufran más problemas en sus huesos, sino que tal vez fijan el calcio de forma optimizada o pierden menos.

Consumir suplementos de calcio no significa tener mejor los huesos, esto se logra comiendo una variedad de minerales, incluyendo calcio, y haciendo ejercicio de fuerza. Esta recomendación vale para cualquier dieta.

> Una precaución para las personas con problemas del corazón: la suplementación con calcio puede incrementar la incidencia de la calcificación de las arterias coronarias. Consulta con tu médico antes de tomar suplementos de calcio.

En una alimentación basada en vegetales con un buen consumo de hojas y jugos verdes, puedes alcanzar los 800 mg al día o superarlos dependiendo de cuánto comas. Los vegetales con más contenido de calcio suelen ser las hojas de un verde oscuro, como la col rizada, los berros y el ocra, o semillas como la chía, la amapola y las almendras. Inclúyelos siempre que puedas en tu dieta.

El **hierro** es el segundo «desafío» para una dieta basada en vegetales. Diferentes estudios sistemáticos indican que no hay diferencia entre quienes basan su alimentación en vegetales y los omnívoros en lo que respecta al hierro. A pesar de ello, se recomienda tomar más hierro a quienes siguen una dieta sin carne, unos 23 mg al día, por la baja biodisponibilidad del hierro no hemo, que es el que procede del mundo vegetal (verduras de hoja verde, legumbres o frutos secos y cereales). Esto no necesariamente indica que debas suplementarte con hierro, ya que el proceso de digestión del hierro no hemo se optimiza con un ambiente más acido en el estómago (sin inflamación) y la presencia de vitamina C, procedente de alimentos crudos como el perejil, los pimientos morrones rojos y la guayaba. Te recomiendo tener cuidado con los alimentos fortificados con hierro, porque suele ser hierro inorgánico, del que se pega en los imanes, que puede dañar la microbiota intestinal y provocar inflamación. Gracias al hierro de la alimentación con hojas verdes, mis clientas con anemia (incluso de origen genético) y cansancio mejoraron sus niveles de hemoglobina y ferritina, recuperaron su energía y frenaron la caída del cabello.

Con respecto al **zinc,** es un mineral presente en mayor medida en vegetales verde oscuro, como el brócoli, además de en los hongos y el aguacate. La biodisponibilidad del zinc suele estar inhibida por las moléculas de fitatos de las semillas. Una forma inteligente de superar esta barrera es remojar y germinar las semillas con abundante agua durante varias horas, y fermentar adecuadamente los cereales, como hacemos con el pan sin gluten antiinflamatorio que yo llamo «el mejor pan del mundo».

El **selenio,** por su parte, es importante junto con el yodo en la formación de las hormonas tiroideas. Para tener suficiente yodo sin utilizar sal yodada, lo ideal es incluir una pequeña cantidad de algas marinas varias veces a la semana. Aportan selenio a la dieta las nueces de Brasil, los chícharos verdes, las zanahorias, el ajo y frutas como los plátanos, las uvas o los duraznos.

Algo muy importante: la cantidad de minerales en tu alimentación dependerá de la calidad del suelo donde se cultiven los vegetales y las frutas. Mi recomendación es que consumas vegetales cuyo origen puedas verificar, que sepas cómo se trató la tierra donde se cultivan (algo sencillo en tiendas de comida orgánica o si formas parte de un grupo de consumo) y optar por un suplemento mineral orgánico quelado si observas alguna deficiencia en tus análisis clínicos.

VITAMINAS

Las vitaminas también son fundamentales para superar el dolor y los síntomas crónicos. La mayoría de ellas se obtienen de las plantas, algunas las producirá nuestro cuerpo, y otras serán producidas por la acción de bacterias del suelo dentro del intestino. Yo siempre las recuerdo con el acrónimo BAKED, que incluye a las vitaminas B12, B9,

A, K, E y D. Respecto a la vitamina D, la produce nuestro cuerpo por acción del sol y gracias a un buen hígado. La vitamina B12 la producen ciertas bacterias del suelo. Profundizaré en las vitaminas B12 y D en el siguiente capítulo, porque considero importante una suplementación con ellas cuando hay dolor.

Respecto a la vitamina A, tiene sus precursores en los carotenoides presentes en zanahorias, camotes, calabazas, brócoli y kale, que luego son metabolizados y transformados en vitamina A dentro del cuerpo. La vitamina E es producida principalmente por las plantas y ciertas algas, y está presente en semillas, nueces y vegetales de hoja verde, lo mismo que la vitamina K. Estas tres vitaminas son solubles en grasa. ¡No temas!, consumiendo una alimentación basada en vegetales con las grasas antiinflamatorias adecuadas podrás aprovechar al máximo estas vitaminas.

IDEAS CLAVE

- Todas las plantas contienen aminoácidos, incluyendo los nueve esenciales. La clave es consumir una amplia variedad de vegetales para obtener la cantidad suficiente.

- Como punto de partida, una proporción adecuada de consumo de macronutrientes es un 70 % de carbohidratos, un 15 % de proteínas y un 15 % de grasas.

- La alimentación basada en vegetales no suele presentar grandes déficits en micronutrientes (vitaminas, minerales, oligoelementos, aminoácidos...) respecto a las dietas omnívoras. Con todo, sea cual fuere tu tipo de alimentación, debes asegurarte unos buenos niveles de vitamina B12.

13

SUPLEMENTACIÓN COMPLEMENTARIA ANTIDOLOR

Nuestro cuerpo necesita nutrientes, no fármacos. Es una frase que suelo repetir a mis clientas una y otra vez. Porque aunque los fármacos pueden salvarte la vida en un momento de crisis y en el estadio avanzado de una enfermedad, debemos siempre ir al origen del problema, a lo que necesita nuestro cuerpo para funcionar bien. Es decir, si tomas medicamentos según el tratamiento prescrito por tu profesional de la salud, no excluyas el cambio de alimentación antiinflamatoria o suplementación para superar tus síntomas y prevenir nuevas dolencias. Tal como conté en el capítulo 1, cuando tenía dolor crónico entendí que un cuerpo deficiente en nutrientes es un cuerpo con dolor.

Cuando tienes síntomas crónicos, y quieres eliminarlos, la suplementación será tu aliada, la pieza clave con la que podrás avanzar definitivamente.

¿Cómo sabes si padeces deficiencias? Por tus análisis médicos y por la sintomatología. Un profesional de la salud siempre debe hacer unos análisis y suplementar las deficiencias detectadas antes de dar un fármaco antiinflamatorio durante años. Pero hay dos cosas que tener en cuenta con la suplementación; la primera es que si no hay un cambio en tu alimentación, el suplemento no te llevará a ningún lado, y la segunda es que la calidad del suplemento y su forma bioactiva marcan la gran diferencia para que funcione realmente bien.

¿Cuál es la suplementación más adecuada para ti? A continuación, te daré ideas para que hables con tu médico sobre la suplementación antidolor, y diseñe un plan específico para ti.

MAGNESIO

El magnesio es el cuarto mineral más abundante en el organismo. Actúa como cofactor en más de trescientas reacciones enzimáticas, es crucial para el metabolismo de la energía, el mantenimiento del ADN y la producción de proteínas. Y además juega un papel vital en el manejo del dolor. Su participación en la transmisión nerviosa y la contracción muscular lo convierte en un mineral clave en el control de la sensibilidad al dolor en la artritis, y puede aliviar los síntomas de la fibromialgia, incluidos el dolor, la fatiga y la depresión, al afectar a la función nerviosa y reducir la inflamación.

También ha resultado eficaz para reducir la intensidad de los dolores de cabeza y los ataques agudos de migraña, por su capacidad de regular los neurotransmisores y prevenir el estrechamiento de los vasos sanguíneos.

Cuando te hacen análisis de sangre, puede que el resultado de los índices de magnesio sea correcto, y sin embargo tengas síntomas de deficiencia. Esto es porque solo el 0.8 % del magnesio se encuentra en la sangre (del cual, el 0.3 % se halla en el suero), y el resto se localiza en los tejidos blandos, músculos y huesos. Y es en estos tejidos donde importa tener el magnesio. El tipo de magnesio que consumes es importante, siendo los de tipo orgánico o quelado los más biodisponibles para el cuerpo. Si necesitas suplementarlo, puedes incluir citrato de magnesio o bisglicinato de magnesio. Las dosis recomendadas del suplemento suelen variar entre los 400 y los 800 mg al día.

¿Sabías que el centro de la molécula de clorofila (que es la que da el color verde a los vegetales) tiene un ion de magnesio? Por ello incrementas tu consumo de magnesio al comer hojas verdes crudas cultivadas en suelos ricos en magnesio y al beber a través de los jugos verdes.

ZINC

El zinc es un mineral crucial que juega un papel fundamental en el sistema inmunológico. Actúa como antioxidante y estabilizador de las membranas celulares, y su deficiencia afecta negativamente al crecimiento y a las funciones de los linfocitos y de otras células del sistema inmunitario.

A su vez, el zinc está implicado en la modulación de los neurotransmisores y la sensación de dolor, por lo que tener niveles de zinc adecuados es fundamental para eliminar la inflamación y combatir infecciones y dolores. Alimentos como las hojas verdes, las legumbres, las nueces y los cereales integrales son fuentes vegetales de zinc.

Para suplir deficiencias en un contexto de dolor, se recomienda el gluconato de zinc o citrato de zinc, en dosis que suelen variar entre los 15 y los 25 mg al día.

VITAMINA D

Sin duda, la deficiencia de vitamina D es de las más comunes, ya que se estima que puede padecerla más del 80 % de la población.

A partir de la radiación ultravioleta de la luz solar, se produce un precursor de la vitamina D en la piel. Posteriormente es metabolizada por el hígado por una de las enzimas del citocromo P450 (esa que hace que nos siente mal el café o que los medicamentos antiinflamatorios no funcionen), y de allí pasa al riñón, donde se vuelve activa para el resto del cuerpo y células. Aunque se le llame vitamina, técnicamente ejerce funciones hormonales, incluyendo el metabolismo del calcio, y actúa sobre las regulaciones neurológicas e inmunológicas.

En las personas con sobrepeso, el tejido adiposo inflamado secuestra la vitamina D, haciéndola inutilizable.

En condiciones en las que el sistema inmunitario está comprometido, mantener niveles óptimos de vitamina D podría ser crucial para controlar el dolor y la inflamación. Puedes saber si tienes deficiencia de vitamina D (25-hydroxy D) con unos análisis de sangre. El rango óptimo es superior a 50 ng/dl. Cuando fui diagnosticada de cáncer, mi deficiencia de vitamina D era alarmante (rondaba los 12 ng/dl).

La vitamina D3 es la forma preferida de suplementación, debido a su mayor potencia y eficacia para mantener niveles adecuados de vitamina D en el cuerpo, aunque es de origen animal. La vitamina D2, de origen vegetal, también puede ser una opción viable, especialmente para quienes siguen dietas basadas en vegetales y por tema ético, si eres vegano. En personas con grandes carencias, la suplementación diaria de vitamina D puede oscilar entre las 5 000 y las 10 000 unidades internacionales como tratamiento de choque.

Si tienes deficiencia de vitamina D, consulta siempre con tu médico sobre la suplementación.

VITAMINAS DEL COMPLEJO B

Las dos vitaminas del complejo B que más incidencia tienen en procesos inflamatorios son la vitamina B12 y B9, así como en la salud hepática, la metilación y la activación de moléculas, la regulación de la homocisteína, la producción de energía, el mantenimiento del ADN, la anemia y la salud del sistema nervioso. Se ha observado que personas con procesos inflamatorios, con desajustes digestivos y dolor suelen tener deficiencias de B12 y B9, una condición reversible con la suplementación y alimentación adecuada. Un grupo de investigadores iraníes identificó que la suplementación con vitaminas B12 y B9 disminuye los episodios de migrañas.[38] Otros estudios con personas con deterioro cognitivo, como el alzhéimer, han demostrado que la suplementación con B12 y B9 mejora los marcadores de inflamación y su memoria.

La vitamina B12 la producen bacterias que han colonizado el intestino de los animales. Los animales sanos la adquieren al consumir alimentos de la tierra, y suelen almacenarla en sus órganos. Pero no todas las personas que comen carne tienen niveles adecuados de B12. Se estima que hasta el 40 % de la población omnívora y vegetariana presenta deficiencias de esta vitamina. Los niveles adecuados de vitamina B12 en sangre están en un rango de 200 a 900 ng/ml. Sin embargo, puedes tener una deficiencia grave de B12 aunque tus niveles sanguíneos estén normales, o incluso altos. Por esto, las pruebas deben incluir además un estudio de homocisteína sanguínea y ácido metilmalónico en orina para estar seguros de la funcionalidad metabólica de la B12.

La forma de suplementar la vitamina B12 también es importante, siendo la metilcobalamina y la adenosilcobalamina las más biodisponibles a nivel hepático. Si usas cianocobalamina, te recomiendo que cambies por las formas biodisponibles. En un protocolo antidolor, y, dependiendo de las deficiencias, se puede establecer una dosis de entre 1 000 y 2 000 µg. Si tienes un sistema digestivo adecuado, podrás tomar B12 de forma oral, de lo contrario, en casos de baipás gástrico, intestino irritable o úlceras gástricas, se recomienda la forma inyectada.

Por su parte, la vitamina B9 se suele encontrar en vegetales de hoja verde y crucíferas. Es termolábil, por lo que su consumo debe provenir de alimentos crudos (¡ensaladas!). Una alimentación que no incluye suficientes hojas verdes crudas puede provocar deficiencias de esta vitamina. Los niveles de folato en sangre oscilan entre los 3 y los 17 ng/ml. Aunque de nuevo, como en el caso de la B12, los valores de B9 normales en sangre pueden no representar con precisión las reservas corporales. Si se suplementa, debe ser en su forma más biodisponible: 5-metiltetrahidrofolato (5MTHF), y no en forma de ácido fólico (su versión más sintética).

Consulta a tu médico sobre una suplementación con 1000 µg diarios si padeces deficiencias significativas, además de dolor e inflamación.

VITAMINA C

La vitamina C juega un papel crucial en el manejo del dolor y los síntomas crónicos. Su deficiencia se relaciona con dolores musculoesqueléticos (fibromialgia, artritis) y neuralgias tras infecciones virales. Tiene propiedades antioxidantes para el sistema inmunitario, es un cofactor en la producción de neurotransmisores involucrados en la neuromodulación del dolor y favorece la cicatrización de las heridas. Se involucra también en la formación de colágeno, por lo que en casos de artritis puede ayudar a la recuperación de las articulaciones (de nada vale tomar proteínas si no hay vitamina C para ensamblarlas de nuevo en el cuerpo). Durante periodos de enfermedad y estrés, la necesidad de vitamina C se incrementa, por lo que un cambio de alimentación y la suplementación adecuada pueden ayudarte a superar el dolor.

La vitamina C es termolábil, de ahí la importancia de comer guayabas, brócoli, perejil, pimiento morrón rojo o kiwis crudos o en jugos verdes, y en gran cantidad. La absorción de vitamina C viene determinada por la cantidad de glucosa en sangre, al usar el mismo transportador a la célula. Si tienes picos de glucosa desregulados y resistencia a la insulina, tus niveles de vitamina C serán bajos. Si te haces análisis, los valores de vitamina C en suero deben ser superiores a 23 µm/l. Diferentes estudios han asociado la suplementación de vitamina C con la mejora en la percepción del dolor en neuralgias por infecciones virales, endometriosis y marcadores de inflamación. Los tratamientos terapéuticos pueden incluir dosis de 1 a 4 g al día de forma oral, en forma de micro-C o formulaciones liposomales. En otros casos, el uso de vitamina C intravenosa también ha tenido buenos efectos sobre el dolor y la inflamación. Consulta con tu médico sobre el mejor tratamiento para tu caso.

MIS CONSEJOS SOBRE SUPLEMENTOS

Hay evidencia científica sobre el apoyo que pueden aportar ciertos suplementos al inicio de un tratamiento antiinflamatorio, siempre que adecúes su ingesta a tu caso particular y consultes previamente con un profesional de la salud. Te doy unos consejos extras, por si decides incluir suplementos en tu camino antiinflamatorio.

→ Enfócate en tu alimentación primero. Un intestino que no absorbe bien los suplementos impedirá que estos actúen.

→ Toma suplementos de calidad, porque eso marcará la diferencia entre que funcionen o no. En la medida de lo posible, asegúrate de tomar aquellos que no contengan conservadores, colorantes, sabores artificiales, ácido cítrico, alcohol, vinagre, estearato de magnesio, aditivos, GMO, cafeína, ni aceites o grasas.

→ Introdúcelos uno por uno, no todos el mismo día. Si hay algún síntoma de desintoxicación, te ayudará a evaluar la dosis o tu tolerancia. Espera siempre dos o tres días para incluir uno nuevo.

→ Habla con tu médico antes de iniciar un protocolo de suplementación y pregunta si puede tener interferencias con tu tratamiento actual.

→ Siempre que compres un suplemento, asegúrate de leer la etiqueta, pregunta y confía en marcas que dispongan de estudios de calidad.

Puedes visitar la siguiente página
y ver los suplementos en los que confío:
<https://www.despidetedeldolor.com/recursos/>.

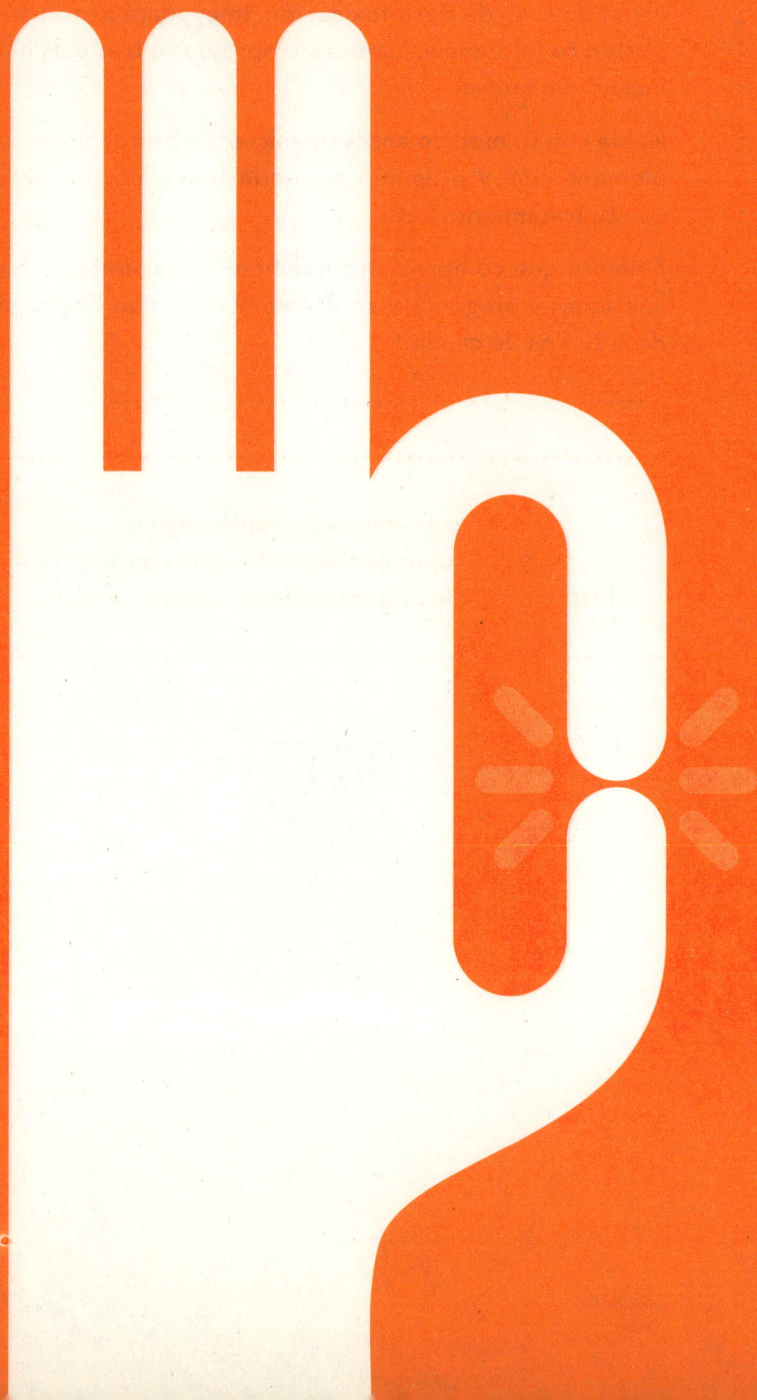

Parte 4

Despídete del dolor

14
PON EN PRÁCTICA LA DIETA ANTIINFLAMATORIA BASADA EN VEGETALES

Me gustaría que aprendieras a pensar sobre tu alimentación de forma lógica. Por eso, más allá de seguir una dieta porque yo te lo estoy diciendo, este libro quiere que generes una relación racional y lógica con la comida. Que tengas las bases y los fundamentos para decidir qué y cuánto comer, que seas una persona curiosa y autónoma. Que después de comer algo que no te sienta bien, analices si de verdad fue ese vegetal o el pan de caja del supermercado, o el aceite con el que salteaste tus verduras, o fueron tus emociones y el estrés. Que cuando alguien te pregunte si tienes deficiencias de proteínas sepas cómo y qué responder. Qué si bajas o subes de peso sin desearlo, sepas a qué alimentos recurrir y conectar con el movimiento de tu cuerpo.

LOS ALIMENTOS QUE NO VAS A NECESITAR

En el plan que te propongo, cada semana se recomienda un cambio en tu alimentación. Ciertamente, no habrá cambios totales hasta la semana 4, que es cuando habrás logrado la trasformación de hábitos y pasado a una alimentación basada en vegetales.

El 60 % de mis clientas muestra una gran mejoría con solo estos cambios, pero dependiendo del caso, puede que antes o a partir de entonces sea necesario ajustar tu protocolo de alimentación y pasar al siguiente nivel. Para aquellas personas con muchos desajustes digestivos como SIBO, intestino irritable, intolerancias muy marcadas a vegetales y frutas es necesario adaptar el protocolo desde el principio como lo hacemos en mis programas de asesoría y *coaching* personalizado.

Las recetas que encontrarás al final del libro no llevan ningún producto animal, pero entiendo que cuando estés haciendo los cambios progresivamente, seguramente seguirás comiendo carne, pescado, huevo, leche... Y eso está bien en el periodo de transición. Mi recomendación es elegir siempre productos de calidad con el mínimo procesamiento posible, sin aceites, y eliminar las frituras. Puedes cocinar los alimentos libremente al vapor, en guisados, a la plancha y horno. Siéntete libre de modificar tu plato saludable con una parte de proteína animal, en vez de con legumbres, pero que no supere los 100 o 150 g por plato, y aumenta tu cantidad de ensalada y otros vegetales. Se trata de incluir más verde en tus comidas. Más vegetales.

También recomiendo excluir los grandes inflamatorios de la era moderna. Intenta eliminarlos desde el primer día, hacer una retirada progresiva durante las primeras cuatro semanas. A continuación se incluye una lista de los que considero más perjudiciales (en orden de importancia) en una dieta antiinflamatoria, que deberás evitar al menos durante un periodo de uno a tres meses y observar cómo te encuentras al eliminarlos de tu dieta.

Nivel 1

→ Lácteos: leche de vaca y oveja, quesos frescos y curados, yogur, mantequilla, crema, helados con leche...

→ Carnes procesadas: jamón de cualquier animal (pato, pavo, cerdo), tocino, salchichas o cualquier carne curada.

→ Carne y subproductos del cerdo.

→ Atún.

→ Huevo.

→ Gluten y preparados de trigo, espelta, centeno, cebada.

→ Harinas de cualquier cereal con o sin gluten.

→ Azúcar refinada: azúcar de mesa (blanca o morena), bebidas azucaradas, refrescos, edulcorantes artificiales.

Nivel 2

Todo lo del nivel uno, más:

→ Cualquier producto animal: carne, pollo, pescado.

→ Aceites de maíz, canola, algodón, girasol, soya, «para freír», AOEV para cocinar.

→ Alcohol: vino, licores espirituosos, cerveza, kombucha.

→ Cafeína: café, té y chocolate.

→ Levadura nutricional.

→ Glutamato monosódico.

→ Sabores y colorantes artificiales.

→ Conservadores artificiales.

QUÉ VAS A NECESITAR EN TU COCINA

La mayoría de mis recetas se hacen sin muchos utensilios, así que solo necesitarás lo básico. La mayor recomendación que puedo hacerte para llevar una alimentación antiinflamatoria basada en vegetales es invertir en un buen extractor de jugo lento y en un procesador de alimentos potente. Te ayudarán a cocinar de forma más eficiente y creativa, y a obtener mejores texturas.

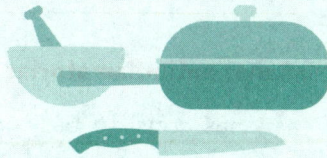

Estos son los utensilios y aparatos que suelo recomendar tener en la cocina:

→ Olla exprés de seis litros.

→ Sartenes de acero inoxidable.

→ Sartén antiadherente no tóxico.

→ Ollas o cazuelas pequeñas y medianas con su tapa.

→ Vaporera flexible de acero inoxidable.

→ Fuente para horno rectangular de cerámica o pírex.

→ Tabla de madera para cortar alimentos.

→ Cuchillos afilados de diferentes tamaños.

→ Espátulas y cucharas de madera.

→ Extractor de jugos o licuadora (rápida o de presión en frío).

→ Procesador de alimentos.

→ Colador de acero inoxidable fino.

→ Molde de pan largo de veinte a veintidós centímetros de largo, de silicona, cerámica o metal.

MAÑANAS ANTIINFLAMATORIAS Y TARDES PODEROSAS

Lo mejor es que vayas cambiando cada una de las comidas a lo largo del día, paso a paso. De esta manera aprendes y avanzas en tu progresión. También notarás si hay síntomas de desintoxicación y podrás ajustar los cambios.

Yo distingo básicamente dos fases: las mañanas antiinflamatorias y las tardes poderosas.

Mañanas antiinflamatorias

El protocolo para las mañanas consiste básicamente en hidratarte muy bien con agua, jugos verdes y un desayuno con el menor procesamiento posible. Priorizarás comer fruta, hojas verdes y algunos carbohidratos integrales. Notarás cómo tu cerebro empieza a pensar más rápido (así podrás modificar la percepción del dolor y trabajar tus emociones limitantes), orinarás más a menudo (unas seis o siete veces al día es ideal para que el riñón elimine toxinas) y combates el estreñimiento, si lo padeces. Al no ingerir grasas añadidas, empezarás a regularizar tus picos de glucosa y a tener menos antojos de comida chatarra por la tarde, tu cerebro estará más tranquilo, hidratado con electrolitos vivos y nutrido con su alimento original, la glucosa. Tu hígado tendrá la oportunidad de descansar y de recargar su bilis para emulsionar las grasas que vengan después.

Aseo personal

A primera hora, ve al baño y limpia tu lengua y tus dientes. Es importante, porque así eliminarás toda la carga bacteriana y fúngica que se forma en la boca, evitando generar inflamación en el estómago al ingerirla con la comida o los líquidos de la primera parte de la mañana.

Agua

Bebe un vaso de agua grande, al tiempo o tibia (no fría). Si toleras los cítricos, agrega el jugo de medio limón o lima. Si tienes el estómago muy sensible, utiliza agua de aloe (gel de aloe licuado con agua) o una infusión de manzanilla. Empieza con 250 ml y ve incrementando hasta los 500 ml de líquido. Espera entre quince y treinta minutos para tomar el jugo verde.

Jugo verde

Es el momento de preparar el jugo verde. Siempre recomiendo empezar con el jugo de apio, entre 250 ml y 500 ml en una toma. Si no toleras el apio, cámbialo por jugo de pepino, o haz una mezcla a partes iguales de pepino y apio. No agregues fruta al jugo de la mañana.

Espera entre quince y treinta minutos para el desayuno.

¡Y una advertencia sobre el jugo verde! Si tu nivel de toxicidad es alto, puede que te provoque diarrea explosiva. Son señales normales que se regularizarán a medida que vayan mejorando la microbiota y el tránsito intestinal. Permanece cerca del baño por si sientes ganas a primera hora de la mañana los primeros días.

Desayuno

Suelo recomendar tres tipos de desayuno para escoger y combinar a lo largo de la semana.

→ **Plato de frutas:** de tres a cuatro raciones de fruta al gusto, de temporada. Siempre puedes comer más, hasta sentir saciedad. Puedes tomar un solo tipo o mezclar distintos tipos, por ejemplo, guayaba y mango. No añadas frutos secos a las frutas en el desayuno para facilitar la digestión. Recomiendo un desayuno de frutas unas tres o cuatro veces a la semana.

→ **Licuado verde antiinflamatorio:** realizado con 50 o 100 g (de dos a cuatro tazas) de hojas verdes crudas (lechuga, espinaca, kale, tres flores de brócoli...), dos cucharadas de semillas de chía, linaza o cáñamo molidas, y dos o tres raciones de fruta de temporada (mango, fresas, guayaba, durazno, kiwis). Puedes añadir 2-3 tronquitos de brócoli o coliflor. Recomiendo el licuado verde unas dos o tres veces por semana.

→ **Cereales sin gluten o tubérculos:** avena dorada con especias y dos o tres raciones de fruta, o dos rebanadas de pan sin gluten con un salteado de vegetales, puré de jitomate y ajo, o tubérculos al vapor (papa, camote, batata, yuca, ñame, calabaza o plátano macho maduro), con hierbas de olor frescas y vegetales crudos. Recomiendo este tipo de desayuno una o dos veces a la semana.

Después de desayunar, espera al menos una hora para beber agua, o hazlo cuando sientas que tu estómago se vació. Si tienes sed mientras comes, es que tu comida no es lo suficientemente jugosa o aún estás en el camino de la recuperación hídrica. Ten paciencia, toma un sorbo pequeño para enjuagarte la boca y sigue adelante.

No tomes café ni té en esta etapa, cámbialo por infusiones herbales sin cafeína, y tómalas cuando no estés comiendo. Los líquidos deben tomarse solos para no cortar ni diluir los jugos gástricos y las enzimas de tu estómago.

Al principio, puede que tengas hambre después del desayuno, por ejemplo, una hora después, y es normal. La saciedad no vendrá por comer proteínas y grasas en cada comida, sino por cubrir las grandes deficiencias de nutrientes, y eso se hace comiendo organizadamente. Si estás acostumbrada a comer galletas y café con leche, o jamón y queso, notarás que son pequeños volúmenes de comida para una alta cantidad de energía. Los carbohidratos integrales tienen menos calorías que las grasas, por lo que puedes permitirte aumentar tus porciones de comida en el desayuno.

No dudes en hacer un segundo desayuno con más frutas, algún tubérculo o cereal sin gluten o un licuado verde. Al principio, cuando cambié mi alimentación, mi estómago solo me permitía pequeñas porciones de comida cada cuarenta y cinco minutos para no entrar en colapso digestivo. A medida que fui entrenándolo, pude ampliar el espacio entre comidas a una hora, luego hora y media, y ahora estoy saciada durante tres o cuatro horas con platos más grandes.

No pasa nada si no haces un cambio completo de alimentación la primera semana, el aprendizaje se irá asentando mientras pongas en práctica los principios de la alimentación basada en vegetales. Date la oportunidad.

Tardes poderosas

Por las tardes se concentran tres comidas: la comida, la cena y los *snacks*. Para el mediodía y la cena, yo siempre recomiendo un plato saludable, inspirado en las recomendaciones de la Escuela de Nutrición de la Universidad de Harvard, con algunas modificaciones para hacerlo «vegetal antiinflamatorio». Incluiremos más hojas, cereales integrales, tubérculos, legumbres y otros vegetales como acompañamiento.

Cómo se ve un plato saludable

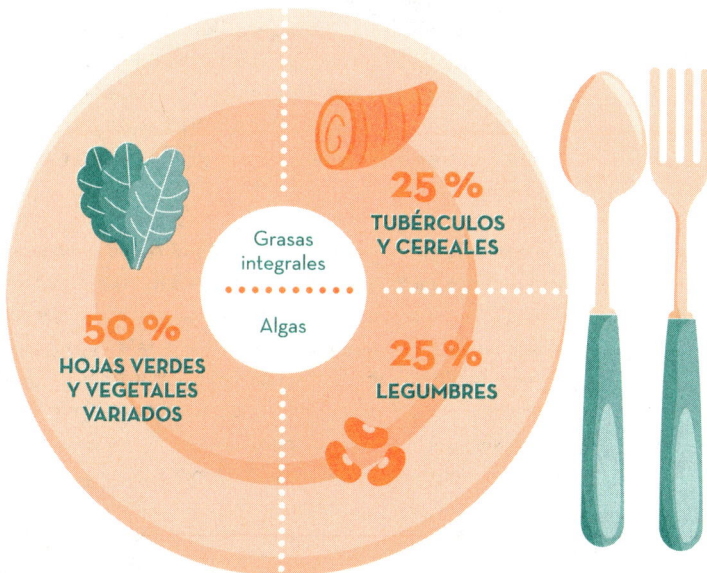

Grasas integrales

Algas

25 %
TUBÉRCULOS
Y CEREALES

50 %
HOJAS VERDES
Y VEGETALES
VARIADOS

25 %
LEGUMBRES

Un plato saludable para la comida y la cena

Siempre les digo a mis clientas que conociendo las proporciones de vegetales de un plato saludable es muy fácil hacerlo a diario sin mucho problema. Por ejemplo, un *poke bowl* o una ensalada gigante con muchos vegetales, siguiendo unas pautas muy sencillas. La mitad de tu plato deben ser hojas verdes crudas con vegetales; un cuarto del plato, las proteínas que aportan las legumbres y los germinados; otro cuarto, los carbohidratos que, por ejemplo, pueden proceder de la quinoa o el camote. Y cuando corresponda, añade algas (una cucharada de alga dulce, media de wakame, dos hojas de alga nori cortadas finamente, un día sí, uno no) y grasas saludables (un cuarto de taza de aguacate, 20 g de frutos secos, o dos cucharadas de linaza o chía molidas).

Te explico cómo a continuación.

50 % **Hojas verdes** **(50-100 g** **/ 2-4 tazas)**	Espinaca, berro, col, brócoli, kale, acelgas, lechuga..., idealmente crudos, pero puedes ir introduciéndolos al vapor y aumentar poco a poco tu tolerancia. Añade 1 taza de vegetales crudos (jitomates, germinados, pimientos morrones, rabanitos, zanahoria, espárragos, setas salteadas o vegetales horneados).
25 % **Proteínas**	Prioriza las legumbres: 1-2 tazas de chícharos verdes o habas al vapor (las más fáciles de digerir), lentejas, garbanzos o frijoles negros. Puedes ponerlas directamente en el plato o hacerlas con un salteado de verduras, o hacerlas puré como en un hummus con especias y hierbas de olor. Puedes incluir 1-2 veces a la semana tofu firme (100-200 g) o pasta de legumbres sin gluten.
25 % **Carbohidratos**	Cereales de grano entero (arroz integral, quinoa, rebanada de pan de trigo sarraceno, mijo), tubérculos hechos al vapor o al horno (papa, batata, camote, yuca...), calabaza, o si queremos disminuir la carga calórica, introducir vegetales sin almidón, como calabacitas, jitomates y pimientos morrones crudos o salteados. Yo suelo jugar colocando tubérculos al mediodía y cereales por la noche, o comer solo lo mismo todo el día. Agrega siempre especias para dar sabor y colorido a tus comidas.

Respecto al aderezo, lo más simple sería optar por el jugo de un limón o naranja si tienes poco tiempo y no quieres complicaciones. Prioriza los aderezos sin grasas, por ejemplo, un puré de calabaza con cúrcuma, pimiento morrón rojo al horno con papa, o cilantro y perejil con limón y ajo. Todo ello siempre licuado con agua para que forme una salsa. Un buen condimento para agregar grasas saludables es el guacamole, o la mezcla de limón con pasta de ajonjolí (tahini) y especias, o una salsa de almendras, especias y un poco de agua. Puedes jugar y añadir algas, o poner una parte de las legumbres o carbohidratos en la salsa. En el recetario del libro tendrás todas estas opciones de aderezos, paso a paso.

> Un plato saludable es una ensalada gigante llena de colores: berro, cebolla, rabanitos, jitomates cherry, apio y brócoli, con chícharos tiernos al vapor, cilantro y jugo de limón, y calabaza horneada con canela y especias. Para cerrar con broche de oro, añade un aderezo con tahini, limón, jengibre y chile, y unas escamas de alga dulce.

El plato saludable es una fórmula cambiante. Puede ser una receta complicada al estilo de la alta cocina, pero mientras más sencillo sea, más éxito tendrás. Si te gusta cocinar, como a mí, te cuento mi secreto: puedes reproducir platos que ya conoces, pero manteniendo la proporción y el tipo de ingredientes del plato saludable. Por ejemplo, la ensalada puede transformarse en un pesto de espinacas con pasta de chícharos y unas papas al horno a las finas hierbas; el hummus puede ser de betabel, con palitos de vegetales crudos; puedes hacer calabaza horneada y champiñones en una crema de verduras con nueces de la India y crutones de pan sarraceno. Los platillos base son infinitos: transforma en una comida saludable la paella, una hamburguesa, las crepas, la lasaña, el guisado de tu abuela, la tortilla española, los huevos revueltos... Es algo que enseño con ilusión en mis programas de asesoría *online*.

RECOMENDACIONES PARA CONSTRUIR TU PLATO SALUDABLE

→ Para evitar picos de glucosa, como en primer lugar la ensalada, luego las proteínas y por último los carbohidratos.

→ Intenta no tomar fruta al final de la comida. Puedes comerla cuando hayas hecho la digestión (entre hora y media o dos horas después de comer).

→ Intenta agregar poca sal, y si la añades, hazlo en el momento de comer.

→ Cena pronto, y deja al menos tres horas de digestión antes de irte a la cama a dormir.

→ Bebe agua entre las comidas, no con las comidas. Si es muy difícil para ti, ponte un vaso pequeño para enjuagarte un poco la boca.

Snacks

Los *snacks* están a mitad de camino entre la comida y la cena. Si no comiste suficiente fruta, hojas o semillas, este es el momento ideal. Te quitarán el hambre y te nutrirán.

Te hago mis tres sugerencias, que puedes ir variando según te guste:

→ Licuado verde antiinflamatorio (como el del desayuno).

→ Plato de frutas variado con dos o tres piezas de fruta.

→ Pudín de chía o linaza (dos o tres cucharadas molidas), una cucharadita de algarroba (que sabe más o menos a cacao) o cúrcuma y canela, y dos raciones de fruta de temporada.

HACER LA LISTA DE COMPRAS

La lista de compras debería incorporar todas las categorías de vegetales mencionadas en capítulos anteriores. Ten en cuenta que son eso, categorías, por lo que puedes ir variando según la temporada o dar rienda suelta a tu creatividad. ¿Quiere decir esto que si no hay brócoli no puedes utilizar una receta? No, como las crucíferas son buenas, utiliza coliflor como sustituto. Si no hay mango, cámbialo por kiwi; y si no hay pasta de ajonjolí, utiliza almendras.

Comprando así verás que tardas menos en el supermercado, porque ya no tienes que pasar por todos los pasillos buscando alimentos procesados. Puedes ir directamente a tu verdulería o frutería de confianza. O comprar *online* para que te llegue un día específico a casa, o pedir ayuda a tus seres queridos que te ayuden a hacer las compras si tú no dispones de tiempo, o tienes mucho dolor al principio. Organízate para ir al menos una vez a la semana con tu lista de compras para las recetas que vas a preparar y la cantidad de personas que van a comer. Necesitarás espacio en tu despensa y un buen refrigerador para almacenar de forma adecuada tus vegetales y frutas.

Tu lista de compras

Frutas	Frutos rojos (arándanos, frambuesas…), otras frutas (manzanas, plátano, mango…), frutos secos	Sección de frescos, secos y congelados	☑
Hojas verdes	Espinacas, acelgas, lechugas berza, hinojo, apio	Sección de frescos	☑
Crucíferas	Brócoli, col de Bruselas, col morada, kale	Sección de frescos	☑
Vegetales varios	Espárragos, pimientos morrones, jitomates, calabaza, apio	Sección de frescos	☑
Tubérculos	Papa (blanca o morada), camotes, yuca, betabel, zanahorias, nabos, chirivías	Sección de frescos	☑
Allium	Cebolla (blanca y morada), ajo, puerro, cebollín	Sección de frescos	☑
Cereales integrales	Quinoa, trigo sarraceno, mijo, amaranto, arroz, avena	Sección de productos secos	☑

Legumbres	Garbanzos, alubias frijoles bayos o negros, lentejas, ejotes, chícharos	Sección de productos secos y congelados	☑
Frutos secos	Nueces, nueces de la India, almendras, pistaches	Sección de productos secos	☑
Omega 3	Chía, linaza	Sección de productos secos	☑
Especias y hierbas de olor	Cúrcuma, jengibre, hierbas frescas, canela, cardamomo, azafrán, clavo	Sección de productos frescos y secos	☑
Setas	Portobello, champiñón, shitake	Sección de frescos y congelados	☑
Algas	Nori, dulce, kombu	Tienda de productos orientales	☑
Otros productos de interés	Puré de jitomate sin sal, salsa de soya sin gluten, pasta de legumbres, tofu de soya o garbanzos, legumbres enlatadas bajas en sal y sin conservadores, pasta de ajonjolí (tahini)	Sección de abarrotes (en algunos supermercados, sección de productos ecológicos)	☑

BATCH COOKING

Así es como se denomina la estrategia de cocinar en una o dos sesiones las comidas de toda la semana. Si planificas bien, tu vida será más fácil y podrás cumplir tu plan de alimentación. Puedes utilizar para cocinar el sábado o el domingo, cuando en general disponemos de más tiempo, para luego, entre semana, tan solo invertir entre cinco y quince minutos para terminar tus platos de comida. Para mí, los sábados son el día de hacer las compras, limpiar lo que sea necesario y remojar entre ocho y veinticuatro horas los alimentos que lo requieran. El domingo, a las diez de la mañana, me pongo a preparar las legumbres, los cereales y los tubérculos mientras voy organizando todo dentro de mi refrigerador. Entre semana saco las preparaciones y hago las recetas que más me gustan, siempre teniendo en cuenta que mis platillos sean variados y saludables.

Cuando vengas cansada o cansado del trabajo, agradecerás tener las cosas hechas. Si estás en un momento en que el dolor es fuerte, apóyate en tu familia, y pide desde el amor su ayuda para lograr tu objetivo. Recuerda: que tú estés bien les beneficia a todos.

Consejo: Cuando cortes hojas verdes, deja dentro del contenedor un papel de cocina absorbente, de esta manera se mantendrá mejor la humedad. Utiliza envases de almacenamiento de cristal o cerámica con tapa, o bolsas de silicona para guardar tus alimentos preparados. Tener una olla exprés y ollas de varios tamaños facilitará cocinar tus nuevos platillos antiinflamatorios. No tienes que tenerlo todo, puedes ir comprándolo poco a poco a medida que lo necesites.

COCINAR SIN ACEITE ES MUY FÁCIL

Hemos visto que hay que controlar las grasas inflamatorias, lo que implica cocinar sin aceite. Eso hace que tengamos que reinventar cómo cocinar y hacer aderezos. Las formas más antiinflamatorias de cocinar son aquellas que no superan los cien grados centígrados, por ejemplo, al vapor, en hervidos o guisados. Le siguen los salteados, cocinar en la olla exprés y los horneados. En el horno, yo siempre cocino por debajo de los ciento sesenta grados, minimizando el «tostado», y desde hace años no hago ningún frito en casa, ni los como afuera tampoco. Hay quien disfruta de su freidora de aire, y puede ser una buena opción para algo esporádico, si extrañas ese toque crujiente.

Saltea o sofríe con agua o caldo de verduras. Calienta un sartén u olla y agrega los vegetales (cebolla, calabacita, ajo...). Cuando empiezan a sonar, sin que se peguen del todo, agrega dos cucharadas de agua o de caldo de verduras para despegar y remover los vegetales. Si se secan, añade otras dos cucharadas de agua, y repite las veces que sea necesario hasta que se doren tus vegetales.

Para hornear, juega con el calor del horno. Este tipo de preparación seca más los alimentos. Por eso te recomiendo calentar el horno a unos ciento sesenta grados, y poner sobre un papel de cera antiadherente los vegetales (papa, calabaza en trozos...) separados entre sí. Puedes humedecerlos con un poco de agua o con puré de jitomate antes de cocinarlos. Cierra el horno y vigila hasta obtener el dorado que buscas o que los vegetales estén tiernos.

> **Comer bien de forma saludable no tiene límites. Los platillos no serán como antes, serán mejores, porque serán antiinflamatorios.**

EL DILEMA DE COMER TODO ORGÁNICO

Los vegetales orgánicos tienen menos pesticidas que los de cultivo tradicional. Y eso supone un gran beneficio para ti y para el medioambiente: siempre que puedas, elige productos orgánicos. Comprar orgánico puede parecer una inversión grande ahora, pero es un ahorro en las citas médicas del futuro. En casa compramos la mitad orgánico (sobre todo cereales y semillas) y la mitad de agricultura tradicional y del supermercado. Además, siempre que podemos optamos por el cultivo local. Muchas veces los pequeños productores no tienen la certificación orgánica, pero son respetuosos con sus cultivos. Si eres una persona que no tiene acceso a productos orgánicos, puedes recurrir a los alimentos de supermercado no orgánicos, como hacen muchas de mis clientas y yo misma cuando inicié mi cambio de alimentación.

La recomendación que doy siempre es lavar bien los vegetales en una solución de agua tibia con bicarbonato de sodio (una cucharada por litro), con un chorrito de vinagre. Lo dejas remojando entre cinco y diez minutos y enjuagas los vegetales con agua limpia. En casa limpiamos todo (verduras de hojas, fruta, tubérculos...) justo cuando llegamos de las compras, y lo dejamos preparado para comer cuando haya hambre.

Comer rico y lindo

Cuando cambias de alimentación muchas veces tu atención estará solamente en el cambio de los sabores y eso puede aburrirte. ¿Te has fijado en que los niños comen más contentos sus verduras si tienen formas divertidas, de caras o estrellas? Pues a los adultos nos pasa lo mismo. Comemos con los ojos y esto lo saben muy bien en los restaurantes, donde una estética agradable del plato puede influir hasta el 25 % de nuestra experiencia de disfrute de la comida. El atractivo visual es un factor clave en cómo percibimos el sabor y la calidad de los alimentos. Esta percepción no se refiere solo al aspecto, sino también al olfato, el oído y la textura. Cuando vayas a comer, crea un ritual de belleza y armonía para que la comida sencilla y sanadora se sienta como un lujo.

Mis recomendaciones para elevar tu experiencia culinaria son:

→ Busca una bonita vajilla. No tiene que ser para toda la familia de momento, ni necesitas muchas piezas; comienza por lo básico. Evita usar los típicos platos blancos si puedes, a menos que tengan formas geométricas curiosas o un diseño que te resulte atractivo.

→ Pon la mesa con un mantel hermoso y trae flores silvestres que puedas colocar en un florero.

→ Dale *play* a tu lista de música más alegre o relajante, que te llene de felicidad y tranquilidad. Intenta evitar el *heavy metal* o temas con sonidos y letras «oscuros». En casa, ponemos música instrumental.

→ Crea patrones de emplatado y juega con el contraste de colores en tus preparaciones. Abre tu imaginación: haz torres, corta tus verduras en forma de estrella, da forma a los ingredientes de cara sonriente...

→ Pero si todo esto es demasiado, hazlo simple y fácil. Solo debe funcionar para ti.

NO ME GUSTA EL BETABEL NI EL JITOMATE, ¿QUÉ HAGO?

Dentro de un salón hermoso de su restaurante con estrellas Michelin, el famoso chef Jordi Cruz me confesó que de pequeño no le gustaba el jitomate. Estaba en la presentación de su nuevo libro y nos contó a un pequeño grupo de mujeres que, cuando se hizo mayor y empezó a cocinar, comenzó a disfrutar de su sabor. Yo misma confieso que no me gustaba el betabel de pequeña, y cuando me fui de casa de mis padres me di cuenta de que era porque mi madre lo preparaba de una forma que no me gustaba. Ahora me encanta, haciéndolo a mi manera.

Todos los vegetales nos ofrecen grandes beneficios antiinflamatorios, pero puede que no te guste alguno de los que te sugiero en este libro. Sin embargo, el gusto por un alimento nuevo es algo que podemos construir en tan solo dos semanas. Este fenómeno puede ser porque las papilas gustativas de la lengua se renuevan cada diez o catorce días, haciendo que tu gusto o paladar se adapte a nuevos sabores. Incluso puedes llegar a notar el sabor tenue de las lechugas y que te parezcan deliciosas a las tres semanas de hacer el cambio de alimentación.

También puede que te pase como a Jordi, y que esa nueva conexión con el alimento se produzca al prepararlo tú.

Por eso te animo a darte el tiempo necesario para probar cosas nuevas.

COMER AFUERA DE CASA ES SIMPLE

¿Comer afuera significa saltarte la dieta antiinflamatoria para no hacer sentir mal a los que te rodean? ¿Que comas con culpa y te sientas mal física y emocionalmente? Eso es un doble veneno para tu cuerpo. Lo digo en serio, porque a mí también me pasó. Cuando haces un cambio de alimentación para sanar es por amor a ti misma o a ti mismo, y por amor a tus familiares y amigos, que desean verte vivir feliz y sin dolores.

Recuerda siempre que las tradiciones pueden cambiarse, que no son estáticas; las comidas pueden cambiar, puedes sustituir esa cerveza por un agua, y el pastel por una pieza de fruta. Puede haber placer y disfrute en los alimentos saludables, mientras creas que ese es el camino para ti.

Puede que te genere ansiedad ir a contracorriente, que no encuentres el restaurante perfecto y la comida no sea como la que haces tú en casa, o te digas que es imposible cambiar y mantener una alimentación «saludable». Lo nuevo siempre se nos resistirá, porque son muchos años creando patrones emocionales que incluyen a los alimentos inflamatorios. De nada vale comerte ese pastel, disfrutarlo tres minutos y pasar dos días con dolor de estómago, de cabeza o articulaciones. Simplemente, compensa más estar bien que estar mal. Así que, cuando llegue el momento de comer afuera y sientas que no sabes cómo actuar, reflexiona sobre cuál es tu norte, cuáles son tus objetivos y pon en marcha la solución a tus obstáculos.

Te voy a dar mis claves para que puedas ponerlas en práctica, desde hoy, fluir y disfrutar.

Si vas a casa de alguien, ofrécete a llevar algo que prepares tú misma, que puedas comer y compartir allí, siempre en función de tus necesidades nutricionales.

Si vas a un restaurante, lee con atención la carta (tal vez puedas hacerlo *online* previamente), y pregunta al mesero si es posible que te sirvan los platillos sin queso, sin crema o sin mantequilla, con el mínimo aceite, y que vengan acompañados de vegetales o ensalada sin aceite. En muchos sitios te lo prepararán de la mejor manera si se lo comunicas desde la humildad y el amor.

Si vas a comer afuera y no sabes qué te encontrarás, ya sea en casa de alguien o en un restaurante, siempre puedes comer algo antes de salir, así te quitas la presión emocional que puede generar el hambre, y te centras en disfrutar de la compañía.

Si vas de viaje, busca con antelación restaurantes en Google, mira sus cartas y menús, y decide si se ajustan a lo que estás buscado. Márcalos en el mapa. Si vas de viaje y te mentalizas de que tendrás tu comida saludable y tu jugo verde, ya verás que todo se simplifica como por arte de magia (me ha pasado muchas veces sin planificarlo).

Si te vas de viaje, pasa por la frutería más cercana y abastécete de frutas y verduras variadas que puedas comer crudas, ya sea en tu desayuno o como *snack*.

Respecto a las bebidas, siempre sugiero pedir agua, o agua mineral, si la toleras. Puedes agregar jugo de limón natural. Si pides limonada, pregunta si la pueden hacer sin azúcar. Toma infusiones frías o calientes: son una opción estupenda.

Ve con la mente abierta y clara sobre tus líneas rojas, sobre lo que estás dispuesta a ceder y lo que definitivamente no.

Recuerda que vas para compartir con las personas que amas y pasar un rato bonito. Ten la verdad por delante, siempre que puedas, coméntales a tus familiares y amigos que estás haciendo un cambio de alimentación y que sería genial que no te ofrecieran cosas que pueden limitar tu progreso. Hazlo antes de pedir la comida, no cuando ya esté el plato frente de ti.

CÓMO MANEJAR LA ANSIEDAD POR COMER

Comemos porque tenemos hambre, pero también porque estamos enojados, frustrados, tristes, y hasta entusiasmados. Muchas veces comemos por todo, menos por hambre real. Durante tu camino hacia el cambio querrás probar de nuevo el queso, o el jamón, o comerte una galleta, y sentirás ansiedad, que pierdes el control, y tu mente estará dando vueltas todo el tiempo a comer lo que no debe.

Si te digo que no pienses en un coche amarillo, ¿dejarás de pensar en él? Probablemente no, ahora lo tienes en la cabeza. Lo mismo pasa con la comida. Si estás pensando todo el tiempo en lo que no debes comer, se producirá un cortocircuito. La ansiedad por comer se incrementa al pensar en la restricción de alimentos; por eso, desde un principio, debes crear un nuevo marco mental. Es diferente pensar «me como mis vegetales y frutas porque deseo sentirme increíble todos los días» a «me quitaron el queso». Son dos emociones completamente opuestas, con una respuesta bioquímica diferente en todo tu cuerpo.

También sentimos ansiedad por comer cuando hay una emoción a la que no queremos poner atención. Comer se ha vuelto una recompensa gratificante en momentos de estrés, algo que nuestro cerebro avanzado crea para favorecer la supervivencia. Si pasas años y años con estrés, produciendo cortisol y ácidos, la *pizza*, el pastel o las papas fritas serán lo único de lo que se acuerde tu cerebro para salir de una bioquímica emocional tóxica. Tu cerebro sabe que debe producir endorfinas, la hormona de la felicidad, para compensar el daño del estrés continuo. Por lo tanto, el problema no es la comida, esta tan solo es un parche. Tu misión es pararte a pensar qué te está produciendo ansiedad: ¿tus relaciones, el trabajo, el dinero? Esa es la clave, no la comida.

Otras veces tenemos ansiedad por comer ciertos nutrientes. Nuestro cerebro siente que le falta algo importante y manda la señal de seguir buscando. Se disfraza con ganas de picotear alimentos procesados para cubrir esas necesidades. Seamos claros, ¿qué tipo de nutrición supone comerse un *cup cake*? Lo cierto es que seguirás comiendo hasta encontrar nutrientes, aunque eso signifique comprometer tu salud.

En el caso de la resistencia a la insulina, muchas de mis clientas y yo misma notamos que, ante las caídas de glucosa, teníamos más antojos de comida chatarra o churros con chocolate. Ese antojo responde a una señal de estrés ante la ausencia de energía en forma de glucosa (tu cerebro te está pidiendo ayuda). Todas mis clientas pasan de tener antojos incontrolables a las cinco de la tarde a sentirse felices y bajo control cuando restauran su balance entre insulina y glucosa comiendo suficientes carbohidratos por las mañanas.

Tal vez sufras ansiedad porque comiste poco, sientes que no hay abundancia, porque durante años has estado a dieta (tengo clientas que llevaban incluso treinta años siguiendo una dieta tras otra). Comes poquísimo durante la semana, y llega el viernes y pierdes el control. Tal vez tengas que comer más alimentos que te sacien, que tengan nutrientes y antioxidantes, de forma abundante, para acabar con «la abstinencia». En este camino deberás darte cuenta de que comer es importante, que debes hacerlo poniendo atención y comprometerte con tu salud desde el primer día. ¿Si te tomaras solo el 65 % de un antibiótico qué crees que pasaría? Tómate en serio tu alimentación, y come de manera saludable al cien por ciento durante un tiempo y observa.

La ansiedad por comer se trabaja desde el amor hacia tu propio cuerpo y entendiendo los cambios que estás haciendo.

¿QUÉ HAGO SI ME QUEDO CON HAMBRE?

Cuando haces un cambio de alimentación basado en vegetales puede que esto te pase, y tiene que ver con la cantidad de energía de tu comida. Los carbohidratos y las grasas son los combustibles del cuerpo, la cantidad de energía de 1 g de grasa son unas 9 kcal, mientras que 1 g de carbohidratos proporciona 4 kcal. Es decir, tienes que comer menos cuando hay más grasas, y comer casi el doble cuando comes carbohidratos.

Puedes incluir alimentos con más calorías, como los dátiles y los plátanos, si sientes poca energía en un momento dado. Es una solución perfecta y saludable.

Entrena el volumen y las cantidades de lo que comas: tu estómago es un músculo que puede ganar flexibilidad a medida que comas un poco más. Intenta llenarte al 70 % al principio por comida, y luego no superes el 90 % de capacidad. Incluso puede que al principio necesites comer más veces al día. Por último, si crees que tienes hambre, descarta que sea sed o estrés.

15
HÁBITOS
ANTIDOLOR

Una prescripción de alimentación sin incluir nuevos hábitos está incompleta. Hay tantos hábitos que te van a permitir reconectar con tu cuerpo que, si tuviera que escoger entre todos los que enseño en mis asesorías, me quedaría con los básicos: tomar el sol, aprender a respirar, cuidar el sueño, sentir gratitud y moverse. Son económicos, fáciles de practicar y están al alcance de todos. Me gustaría añadir un hábito más: la meditación, pero a muchas personas les da miedo esa palabra, y se imaginan sentadas durante horas como monjes tibetanos, y eso no va con ellas.

La meditación no es más que enfocar nuestra mente en una sola cosa plenamente, mientras dejamos ir los pensamientos a mil por hora de todo lo que hicimos, no hicimos o deberíamos hacer. Solo tienes que entrenar, y tu mente se sentirá bien y a salvo aplicando estos nuevos hábitos.

TOMA EL SOL

Cuando estaba haciendo mi doctorado tuve un grave problema con las plantas de mi investigación: no crecían bien. Las tenía en un invernadero con todas las condiciones controladas, de luz, humedad, agua y nutrientes. Y aunque todo parecía perfecto, crecían débiles y no estaban saludables. En el laboratorio comenzamos a investigar qué podía pasar y a cambiar distintos elementos paso a paso. Cuando cambiamos la tierra y los nutrientes, las plantas mejoraron mucho, pero seguía faltando algo. Un día, leyendo, me encontré con el tema de la luz. Así que busqué un luxómetro (un aparato que mide la intensidad de la luz) y vi que la intensidad de la luz no era correcta. Me puse manos a la obra, reemplazamos las luces por otras mejores, volvimos a sembrar, y ¡bingo! Las plantas empezaron a crecer como en el Amazonas.

Los humanos, como las plantas, somos seres solares. Toda nuestra biología ha evolucionado para que el sol nos ayude a vivir mejor y con más salud.

En nuestra vida moderna nos hemos alejado del sol cada vez más, pasando muchas horas dentro de casa, con luz artificial o en nuestra habitación a oscuras, escondiéndonos del dolor. Pero la salud está afuera, con el sol. Cuando nuestra piel se expone al sol, induce la producción de vitamina D, que tiene implicaciones en la salud ósea, muscular y del sistema inmunitario. La luz del sol tiene un impacto en nuestra salud emocional, aumentando la liberación de serotonina, que a su vez regula la temperatura corporal, el apetito sexual y la coagulación de las heridas. Sin suficiente exposición solar, los niveles bajos de serotonina pueden generar un trastorno afectivo estacional, un tipo de depresión que ocurre usualmente en sitios del planeta con poca exposición al sol.

El sol también ayuda a regular nuestros ciclos de sueño y el ritmo circadiano, nuestro reloj interno. Con la adecuada exposición al sol se producirá suficiente melatonina por la noche, una hormona con efectos antioxidantes que nos ayuda a tener un sueño reparador que elimina toxinas. El sol es nuestro amigo.

Muchas personas tienen miedo al sol por el cáncer de piel, pero tener una exposición razonable no es en absoluto peligroso. Esto no quiere decir que debas exponerte diez horas al día al sol, pero sí que debes tomarlo con conciencia y sin miedo.

Te dejo mis recomendaciones para incluir el sol como tu aliado anti-inflamatorio.

→ Al amanecer, al mediodía y al atardecer, exponte a la luz solar de diez a treinta minutos sin protección solar, cremas, lentes ni lentes de contacto. Tu cuerpo y tus ojos necesitan sentir el brillo del sol en la mayor cantidad de superficie del cuerpo que sea posible.

→ El tiempo de exposición varía según la pigmentación de la piel, a más clara menos tiempo, a más oscura más tiempo.

→ Utiliza gorras cuando sea necesario, antes que lentes oscuros.

→ Abre las ventanas de tu casa o de tu habitación para que entre más luz natural durante el día.

→ Minimiza el uso de lentes antiluz azul y lentes de contacto cuando estés en el exterior.

→ Utiliza lentes con tinte rojo o amarillo, con protector de luz azul, después del atardecer y si estás frente a la computadora.

→ Emplea lámparas con focos de coloración roja o naranja después del atardecer dentro de casa. También puedes colocar una tela roja sobre las lámparas de mesa.

→ Disminuye la cantidad de luz artificial después del atardecer en casa.

→ Durante el invierno, alarga la exposición a la luz del sol al menos a una hora al día, dependiendo del color de tu piel.

RESPIRA PROFUNDO

Respirar es parte de la vida. Podemos vivir sin comida durante semanas; sin agua, durante días; pero sin aire, solo unos minutos. Gracias al proceso respiratorio nuestro cuerpo crea energía y libera toxinas, estimula el sistema linfático, masajea tus órganos internos, hace que muevas el líquido cefalorraquídeo en el cerebro y te trae al presente. Se han escrito libros enteros sobre este tema y las técnicas de respiración de Wim Hof —que básicamente consisten en respirar profundamente, de manera controlada e incluyendo un poco de retención del aliento o apnea— son muy famosas.

Mi misión en este apartado es que tomes conciencia sobre tu respiración como herramienta para crear un estado de tranquilidad que te permita liberar tensiones.

Para respirar bien, no solo debes poner atención a la calidad del aire, sino también a cómo respiras y cuánto respiras al día. Tu respiración debe ser nasal y diafragmática. Esto quiere decir que la inhalación y la exhalación deben hacerse por la nariz de forma exclusiva, y la amplitud de tus pulmones debe llenarse desde el diafragma (como si tu estómago y tus costillas inferiores se inflaran antes que tu pecho).

Una respiración calmante se caracteriza por inspiraciones largas y pausadas, que permiten regularizar el balance de los gases oxígeno, dióxido de carbono. Exhalar por la nariz y zumbar imitando el sonido como el de una abejita ha demostrado aumentar la cantidad de óxido nítrico en el sistema circulatorio, un gas clave para la vasodilatación del sistema circulatorio, neurotransmisor y modulador de la respuesta inmunitaria. Esta respiración es conocida como *pranayama bhramari*.

Una persona que está sufriendo una crisis o en estado de ansiedad suele hacer todo lo contrario, respirar por la boca, superficialmente, con la parte superior de sus pulmones y muy rápido. Volver a una respiración sanadora será parte de tu rutina antiinflamatoria. Para lograrlo, te voy a presentar dos técnicas de respiración muy sencillas que puedes practicar a diario y convertirlas en un hábito. Estas técnicas te ayudarán a disminuir el estrés y a prevenir la inflamación.

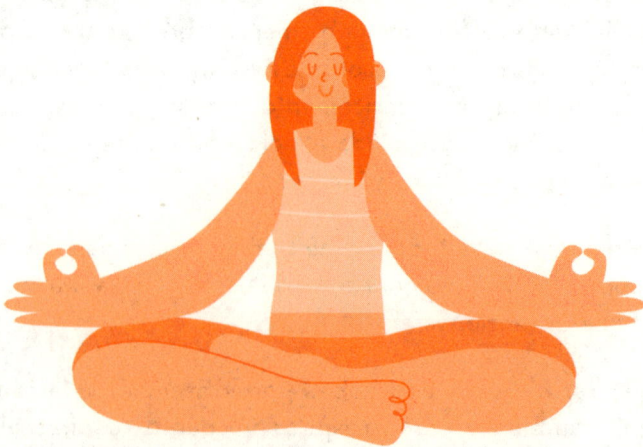

AHORA TE TOCA A TI
Respiración cuadrada

Para empezar, pon tu mano izquierda en el pecho y tu mano derecha en el abdomen. Cierra la boca, respira por la nariz y exhala por la nariz. Nota cómo se mueven tus manos, poniendo atención a que tu mano derecha, la del abdomen, se mueva primero. Respira de esta manera cuatro veces. Ahora, en la siguiente inhalación nasal, respirarás en cuatro segundos. Retén el aire dentro de tus pulmones cuatro tiempos. Exhala el aire por la nariz en cuatro segundos y retén la respiración cuatro segundos más con tus pulmones vacíos. Repite esta respiración durante unos cinco minutos al día.

Pranayama bhramari

Pon tu mano izquierda en el pecho y tu mano derecha en el abdomen. Cierra la boca, respira y exhala por la nariz. Nota cómo se mueven tus manos, poniendo atención a que tu mano derecha se mueva primero. Respira de esta manera cuatro veces. Baja las manos y concéntrate en respirar por la nariz en dos segundos, llenando toda la capacidad de tus pulmones. Exhala por la nariz con la boca cerrada, tarareando la letra «M», o como si imitaras el zumbido de una abejita. Mantén la exhalación ocho segundos de forma lenta y pausada. Repite esta respiración durante unos tres a cinco minutos al día.

> Accede a una meditación guiada sobre respiración cuadrada visitando la siguiente página: <https://www.despidetedeldolor.com/bonus/>.

DISFRUTA DE UN SUEÑO REPARADOR

Tras disfrutar del sol durante el día, tu cuerpo necesita oscuridad y calma para resetearse durante la noche. Al menos un tercio de nuestra vida debemos estar con los ojos cerrados descansando. Parece mucho tiempo, pero es el que necesitamos para que nuestra vida funcione. Dormir lo suficiente es esencial para el buen funcionamiento del cerebro, el bienestar emocional y la salud física. Durante el sueño, el cerebro procesa la información adquirida durante el día, consolida los recuerdos y facilita el aprendizaje. Esta restauración cognitiva es crucial no solo para la memoria, sino también para mantener la concentración, las habilidades para tomar decisiones y la creatividad durante el día.

Dormir adecuadamente desempeña un papel vital en la regulación del metabolismo, incluido el de la glucosa y el apetito, que son fundamentales para mantener un peso saludable y reducir el riesgo de trastornos metabólicos. Tener resistencia a la insulina puede alterar el sueño si el cerebro siente el peligro de quedarse sin glucosa durante la noche. Además, un buen sueño influye en la eficacia del sistema inmunológico, aumentando la resistencia a las infecciones y reduciendo la inflamación. Durante el sueño, el cerebro desecha las toxinas acumuladas de su propio funcionamiento a través del sistema glinfático (el sistema linfático del cerebro), lo que genera un ambiente limpio para nuestro «procesador» del dolor.

El sueño parece algo difícil de lograr si tienes insomnio. Para alguien como yo, que sufrí insomnio durante años (dormía menos de cinco horas al día), que se volvió crónico después de los tratamientos contra el cáncer (llegué a no dormir durante tres días seguidos), recuperar el sueño fue un proceso que trabajé en distintos niveles. La mayoría de mis clientas toma fármacos para inducir un sueño falso, y aun habiendo «dormido durante horas» se levantan sin energía por las mañanas, como zombis. Al regularizar las comidas, tener una adecuada exposición al sol, implementar una correcta higiene del sueño antes de irte a dormir y atender a las emociones de estrés y peligro, yo y la mayoría de mis clientas logramos un sueño reparador sin pastillas.

Muchas veces, para recuperar el sueño solo necesitamos conocer un poco cómo funciona y trabajarlo paso a paso. Nos enfocaremos en ganar calidad de sueño, aunque durmamos poco. ¿Te has despertado alguna vez a las cinco de la mañana con superenergía? Es porque te despertaste al final de un ciclo de sueño.

El sueño se produce en ciclos de unos noventa minutos aproximadamente. Cada ciclo se compone de varias fases: adormecimiento, sueño ligero, sueño profundo y REM (siglas de «movimiento rápido de los ojos», en inglés). En los primeros tres ciclos de la noche, que duran unas cuatro o cinco horas, es cuando el cerebro descansa y limpia sus toxinas. En los siguientes dos o tres ciclos, que duran unas tres o cuatro horas y media, el cerebro sueña y procesa las emociones. Debemos tener al menos unos cuatro ciclos de sueño completos (seis horas), e idealmente cinco o seis ciclos por día.

Estas son mis recomendaciones para que recuperes un sueño reparador:

→ Establece una hora regular de irte a dormir y despertarte todos los días de la semana. Calcula y respeta tus ciclos de sueño siempre. Necesitas continuidad y estabilidad.

→ Utiliza tu cama como un lugar de relajación y no te lleves el trabajo, el estudio o los problemas a la habitación.

→ Disminuye los ruidos, puedes utilizar tapones que te ayuden a crear silencio.

→ Mantén una temperatura agradable, idealmente por debajo de los veinticuatro grados. Utiliza ropa más ligera o más gruesa, según las estaciones, para lograr esa temperatura.

→ Crea confort con una almohada que te guste, un buen colchón y la textura de las sábanas.

→ Bebe un poco de agua y orina antes de irte a dormir.

→ Evita el alcohol y los estimulantes, como el café y el té, durante el día.

→ Evita tus dispositivos electrónicos una hora antes de irte a dormir.

→ Evita ver noticias y películas estresantes por la noche (lo mejor es que no las veas durante el día tampoco).

→ Cena al menos tres horas antes de irte a dormir para dar tiempo a tu digestión.

→ Crea una rutina de relajación emocional con música relajante, meditación, un diario de gratitud y recordando las cosas increíbles que hiciste durante el día.

→ Practica la gratitud.

Si ves una película de terror, tu cuerpo se tensa, suda, siente miedo y desvía la mirada. Pero ¿qué pasa cuando ves una película donde se reflejan la felicidad, la solidaridad y la gratitud? ¿Cuál es la respuesta de tu cuerpo? Tal vez la relajación, una sonrisa o quizá sentir la plenitud del momento.

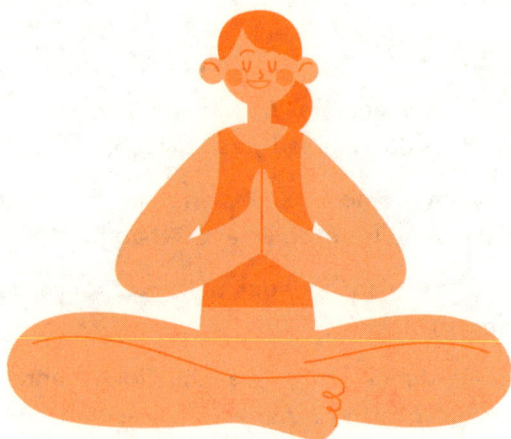

La gratitud es el acto de reconocer y apreciar los aspectos positivos de la vida, es el acto de recibir y también de dar. De hecho, en la Universidad de Harvard lo saben muy bien: en sus clases de Psicología Positiva, una de las materias más populares entre los estudiantes de todas las carreras, se aprende a practicar la gratitud. Diferentes estudios científicos han observado que practicar la gratitud puede conducir a un estado mental más optimista, lo que a su vez puede tener un efecto beneficioso sobre la salud global. Tu cerebro tiene la capacidad de generar una auténtica «farmacia» antiinflamatoria al sentir esta emoción, convirtiendo la gratitud en una poderosa medicina al alcance de todos.

> **Un cerebro tranquilo y agradecido es un cerebro que dirige la reparación celular y vela por el buen funcionamiento de tu sistema inmunitario.**

La pandemia de COVID-19 generó mucha angustia y ansiedad. Yo misma me sentía encerrada, sin fuerzas, perdiendo la cabeza en una espiral catastrofista. Tras leer sobre el tema, decidí empezar un diario de gratitud donde escribía todas las mañanas. Eso me permitió recuperar la calma y volver a dormir con seguridad en tres semanas. Con el tiempo, sentir gratitud me dio plenitud y paz cuando caminaba por la calle y veía el sol, al hacer ejercicio y sentir que mi cuerpo era fuerte, o al comer los alimentos que me habían sanado tantos dolores y síntomas. Sentir gratitud se convirtió en un estado continuo de mi ser. Si te preguntas cómo se pone en marcha la gratitud, es algo más fácil de lo que imaginas: con un diario de gratitud y la técnica del tres por tres durante un mes.

AHORA TE TOCA A TI
Haz tu diario de gratitud

Busca un cuaderno y un lápiz bonitos para crear tu diario de gratitud. Aparta en tu agenda tres minutos para escribir en tu diario, ya sea por la mañana o por la noche. A continuación, escribe en la parte de arriba de la página la fecha y el lugar. Luego, apunta lo siguiente:

— Tres cosas por las que te sientas agradecida o agradecido (por ejemplo, tu cama, tu mesa, tu comida, tu pareja).

→
→
→

— Tres cosas por las que te sientas agradecida o agradecido en tu trabajo (un proyecto terminado a tiempo, la sonrisa de tus compañeros, el agradecimiento de algún cliente...).

→
→
→

— Tres cosas por las que te sientas agradecida o agradecido de ti mismo (tu inteligencia, tu tenacidad, tu belleza, tu capacidad de compromiso...).

→
→
→

MUÉVETE

El movimiento es vida, y debes hacerlo a diario. Cuando hay dolores y síntomas crónicos, nuestro cuerpo puede verse paralizado de muchas maneras. Nuestro objetivo siempre será empezar a moverlo. Ten un poco de paciencia y, a medida que te vayas sintiendo mejor y tu inflamación baje, podrás hacer más actividades. Si puedes moverte poco, planifica algún tipo de estiramiento breve en la cama o en el sillón. Si puedes caminar, incorpora a tu rutina pequeñas caminatas de cinco minutos que se vayan alargando a diez o quince minutos con el tiempo. Cuando te sientas mejor, ve al gimnasio y haz algunos ejercicios de fuerza. Siempre pide ayuda a un profesional en el gimnasio para esto.

Y cuando te sientas increíble, ¡baila!

CULTIVA LA SEGURIDAD

Un hábito que nos caracteriza a las personas que experimentamos el dolor crónico es que nos preocupamos demasiado. Tenemos miedo, nos sentimos desamparadas, frustradas y perdidas. Tal vez somos perfeccionistas y sentimos que hemos perdido el control. Somos exigentes y no queremos que nadie sufra. Somos catastrofistas y le damos la vuelta a todo mil veces. Somos la chica o el chico que quiere hacerlo todo bien y caer bien a todas las personas, la persona perfecta, con las mejores calificaciones, quien se sacrifica en el trabajo y no sabe cómo decir que no cuando quiere decir que no.

Imagínate que te encuentras a alguien a quien le está pasando lo mismo que a ti, una niña, quizá, ¿qué saldría de tu boca para ayudarla? Seguramente palabras de compasión, bondad, cariño y seguridad. Lo curioso es que como adultos seguimos necesitando lo mismo y nos hemos olvidado de ello. Nos hemos montado una barrera de autosuficiencia, y no nos permitimos ni siquiera llorar, no vaya a desmoronarse todo.

Como ya vimos, el estrés duele, nuestra mente tiene mucho que decir sobre nuestro dolor. Podemos tener un tipo de dolor nociceptivo o neuronal (daño en tejidos y nervios) generado por procesos inflamatorios y por el estilo de vida (trauma físico, emocional, cirugía, infección, mala alimentación...), pero es nuestra interpretación del dolor lo que lo vuelve insoportable. Un hábito antiinflamatorio antidolor muy eficaz es generar un estado de calma y tranquilidad en tu cerebro. Necesitamos sentirnos seguros para dejar ir el dolor o bajar su intensidad. Si bajas tu estado de alerta, miedo y preocupación, tus alimentos, con sus compuestos antiinflamatorios, llegarán a las células, el sol hará su trabajo, tus suplementos te ayudarán, tu respiración te dará energía. Creerás que puedes sanar y avanzar.

Se trata de tener una conversación real, afectiva y amorosa contigo misma. Te lo explicaré con un simple ejercicio.

AHORA TE TOCA A TI
Comunicación afectiva y segura

Cierra los ojos, y respira de forma nasal y diafragmática, siguiendo la respiración cuadrada, cuatro veces.

A continuación, pon atención en tu cuerpo. Repasa dónde te duele, dónde está tenso. Tal vez en la cabeza, la espalda, las muñecas o la cadera. Tal vez sientes mucho dolor y tienes ganas de llorar. Está bien, puedes hacerlo. Estás en un ambiente seguro donde te puedes permitir ser vulnerable por unos momentos.

Respira profundamente y exhala.

Ahora conversa contigo y pregúntate qué te hace sentir ese dolor: ¿frustración, tristeza, enojo, culpa o ansiedad? Está bien sentirte así, la experiencia humana está llena de emociones, y podemos sentirlas todas. Déjalo salir, da voz a tus emociones.

Respira profundamente y exhala.

Ahora prosigue la conversación y di: «Entiendo que tengo dolor, entiendo que tengo miedo, no me gusta estar así, he estado así durante mucho tiempo, tengo miedo, no sé qué hacer. Pero también entiendo que puedo sanar, hay muchas herramientas para sanar a mi disposición. Tal vez tengo que permitirme comer alimentos nutritivos, darme un poco de amor, tomar un poco más el sol. Otras personas sanaron, ¿por qué sería yo la excepción?».

Respira profundamente y exhala.

Sigue tu conversación diciendo: «Quiero sanar, me merezco sanar, quiero sentirme segura y amada, quiero vivir en un cuerpo libre, flexible y enérgico. Estoy bien, siento seguridad, amor y tranquilidad. Estoy a salvo. Por primera vez estoy haciendo las cosas de manera diferente, siento que lo estoy logrando. Me siento feliz y libre. Mi cuerpo es maravilloso, lo amo. Me ha permitido hacer tantas cosas bellas que solo puedo agradecerle lo increíble que es conmigo. Mi cuerpo se repara a cada segundo, todo mi cuerpo es increíble y hermoso. Siento seguridad, amor y tranquilidad».

Respira profundamente y exhala.

Si quieres hacer la meditación guiada «Comunicación afectiva y segura», te invito a visitar la siguiente página: <https://www.despidetedeldolor.com/bonus/>.

16

TU PLAN ANTIINFLAMATORIO PASO A PASO

Si llegaste hasta aquí es porque estás comprometida (o comprometido) contigo misma, y quieres darte la oportunidad de probar las cosas de una manera diferente. Este capítulo trata de poner en marcha hábitos antiinflamatorios y la alimentación basada en vegetales. Creo firmemente que debes hacerlo paso a paso, con uno o dos cambios por semana, para que puedas entender, equivocarte y ajustar aquello que no funciona en el camino. Una transformación profunda se consigue por la aplicación de pequeños cambios de forma repetida. Cada vez que logres consolidar un nuevo cambio, este te impulsará a seguir adelante.

> **Si tienes un plan y confías en él, tu cuerpo se transformará.**

Este plan se estructura en 4 semanas. Lo ideal es completarlo, pero puede que llegues a la segunda o tercera semana y sientas que para ti es suficiente. Si es así, no te preocupes, está bien. Trátate con amabilidad y entiende cuáles son tus retos y cómo puedes superar tus barreras. Recuerda por qué haces las cosas y sigue adelante. Las recetas que te presentaré son fáciles de hacer, puedes adaptarlas a tus necesidades. Siéntete libre de jugar con sabores y colores según la temporada. Ayúdate con el *batch cooking* para tener a mano comidas vegetales frescas y saludables durante la semana. La preparación es la amiga de la acción.

DÍA CERO: TU MANIFIESTO

Antes de hacer algo, debemos querer hacerlo. Por eso todo cambio comienza con un compromiso personal. Tu manifiesto, tu razón de ser.

Algo más grande que todas las excusas que te pondrá tu cerebro para hacerte quedar en la zona de confort. Por eso, el primer paso para cambiar tu vida es hacer tu manifiesto de por qué quieres hacer este cambio. Hoy vas a visualizar la mejor versión de ti.

Te invito a tomar papel y pluma, y a que escribas tus intenciones para este viaje. Vas a identificar tu «fuerza del porqué» para hacer estos cambios. Enfócate en lo que quieres y deja afuera lo que no quieres. Para crear tu motivación hacia el cambio, comienza con el final en la mente, con el premio. Comienza con la ilusión de haber logrado ya tu objetivo. Para hacerlo fácil, responde a las siguientes preguntas:

— ¿Qué quiero lograr? ....
....
....

— ¿Por qué quiero hacer este cambio? ....
....
....

— ¿Cómo me quiero sentir al final de este cambio? ....
....
....

— ¿Cómo sería vivir una vida sin síntomas ni dolores? ....
....
....

— ¿Qué haría hoy si mi cuerpo estuviera sano? ....
....
....

— ¿Por qué tomé hoy la decisión de iniciar este cambio?
....
....

Ahora firma con tu nombre y mantenlo siempre visible.

SEMANA 1.
HIDRATACIÓN + SOL

	LUNES Y MARTES	MIÉRCOLES Y VIERNES	JUEVES Y SÁBADO	DOMINGO
Hábitos	Tomar el sol 10-20 minutos por la mañana.			
Hidratación	· Beber 250 ml de jugo de apio en ayunas. · Beber 1.5 l de agua (5 vasos de 300 ml) durante el día.	· Beber 250 ml de jugo de pepino en ayunas. · Beber 1.5 l de agua (5 vasos de 300 ml) durante el día.	· Beber 250 ml de jugo de apio en ayunas. · Beber 1.5 l de agua (5 vasos de 300 ml) durante el día.	· Beber 250 ml de jugo de apio o pepino en ayunas. · Beber 1.5 l de agua (5 vasos de 300 ml) durante el día.
Desayuno	Sin cambios.			
Snack mañana	Sin cambios.			
Comida	Sin cambios.			
Snack tarde	Sin cambios.			
Cena	Sin cambios.			

Lista de compras (1 persona)

· 2 kg de tallos de apio
· 6 pepinos medianos

Batch cooking

Sábado	· Hacer las compras. · Lavar los vegetales.
Domingo	—
Durante la semana	Hacer los jugos verdes cada mañana.

SEMANA 2.
DESAYUNO + RESPIRACIÓN + GRATITUD

	LUNES Y MARTES	MIÉRCOLES Y VIERNES	JUEVES Y SÁBADO	DOMINGO
Hábitos	· Tomar el sol 10-20 minutos por la mañana y a mediodía. · Hacer la respiración cuadrada (cuando tomes el sol, por ejemplo). · Escribir el diario de gratitud antes de irte a dormir.			
Hidratación	· Beber 350 ml de jugo de apio en ayunas. · Beber 1.5-2 l de agua durante el día.	· Beber 350 ml de jugo de pepino en ayunas. · Beber 1.5-2 l de agua durante el día.	· Beber 350 ml de jugo de apio en ayunas. · Beber 1.5-2 l de agua durante el día.	· Beber 350 ml de jugo de apio o pepino en ayunas. · Beber 1.5-2 l de agua durante el día.
Desayuno	Licuado verde amor tropical.	Coctel de frutas antiox.	Licuado verde de papaya sanadora.	· Rebanadas tostadas del mejor pan del mundo. · Salteado de vegetales y col morada.
Snack mañana	Puedes repetir tu desayuno, o incluir fruta, papas al vapor, o un licuado verde pequeño.			
Comida	Sin cambios.			
Snack tarde	Sin cambios.			
Cena	Sin cambios.			

Consejo: Las especias que compres en la semana 2 te pueden servir para la semana 3 y 4. Si todavía tienes suficiente en tu despensa, no vuelvas comprar otras hasta que sea necesario.

Cuando cocines con especias nuevas, te recomiendo empezar por una pequeña cantidad, una pizca o lo que equivaldría a ⅛ o ¼ de cucharadita. En algunos casos, las especias pueden tener sabores muy fuertes, así que ve de menos a más adaptándote a los nuevos sabores.

Lista de compras (1 persona)

VEGETALES

- 2 kilos de tallos de apio / celery
- 6 pepinos
- 200 g de kale / col risada
- 200 g de espinacas
- 200 g / 1 manojo de albahaca fresca
- 200 g / 1 manojo de cilantro fresco
- 200 g / 1 manojo de perejil fresco
- ½ cabeza de col morada
- 4 zanahorias
- 1 calabacita
- 1 cebolla cambray tierna
- 1 cebolla
- 1 pimiento morrón rojo
- 2 ajos
- 1 hoja / penca de gel de aloe / sábila

FRUTA

- 2 mangos
- 4 plátanos
- 2 naranjas
- 2 papayas
- 2 limones

ESPECIAS Y FONDO DE DESPENSA

- Pimienta
- Canela en polvo de Ceylán
- 1 tallo de hojas de laurel fresco o seco
- 100 g de fibra de *psyllium*
- 200 g de jengibre fresco
- 1 trozo de alga kombu
- 250 g de linaza
- 50 g / bote de especias de sal marina sin yodo o himalaya

LEGUMBRES Y CEREALES

- 400 g de semillas de sarraceno

Batch cooking

Sábado	· Hacer las compras.
	· Lavar los vegetales.
	· Hacer el caldo de verduras y guardar en frasco hermético.
	· Separar las verduras cocidas para su reutilización.
	· Congelar los vegetales.
	· Preparar el mejor pan del mundo.
	· Remojar los granos de trigo sarraceno (sábado noche).
Domingo	· Moler, fermentar y hornear el mejor pan del mundo.
Durante la semana	· Hacer los jugos verdes cada mañana.
	· Hacer los desayunos cada mañana.

SEMANA 3.
COMIDA Y *SNACKS* + SEGURIDAD EN UNO MISMO

	LUNES Y MARTES	MIÉRCOLES Y VIERNES	JUEVES Y SÁBADO	DOMINGO
Hábitos	· Tomar el sol 10-15 minutos por la mañana, mediodía y atardecer. · Hacer la respiración cuadrada (cuando tomes el sol, por ejemplo). · Meditación «Comunicación afectiva y segura» 1 vez al día (idealmente por la mañana, después de la respiración). · Escribir el diario de gratitud antes de irte a dormir.			
Hidratación	· Beber 350 ml de jugo de apio en ayunas. · Beber 1.5-2 l de agua durante el día. · Beber 250 ml de jugo Green Power por la tarde con estómago vacío.	· Beber 350 ml de jugo de pepino en ayunas. · Beber 1.5-2 l de agua durante el día.	· Beber 350 ml de jugo de apio en ayunas. · Beber 1.5-2 l de agua durante el día. · Beber 250 ml de jugo Green Power por la tarde con estómago vacío.	· Beber 350 ml de jugo de apio o pepino en ayunas. Beber 1.5-2 l de agua durante el día.
Desayuno	Ensalada de frutas con hierbas frescas.	Licuado verde de papaya sanadora.	Coctel de frutas antiox.	Avena dorada + mermelada de mango fresca.
Snack **mañana**	Puedes repetir tu desayuno, o incluir fruta, papas al vapor, o un licuado verde pequeño.			
Comida	Ensalada de colores + Garbanzos especiados + Arroz al curry con pasitas.	Ensalada mix verde + Salteado de quinoa y chícharos + Calabaza y camotes con tahini.	Hummus de garbanzos con betabel + Salteado de vegetales y col morada + Salsa verde de aguacate.	Ensalada mix verde + Crema de verduras con quinoa y tofu + Vinagreta sin aceite.
Snack **tarde**	· Pudín de linaza y algarroba. · Coctel de frutas antiox.			
Cena	Sin cambios.			

Lista de compras (1 persona)

VERDURAS

- 4 kilos de tallos de apio / celery
- 14 pepinos medianos
- 500 g de espinacas
- 500 g de mix de hojas verdes
- 200 g / 1 manojo de cilantro fresco
- 100 g / 1 manojo de albahaca fresca
- 200 g / 1 manojo de perejil fresco
- 100 g / 1 manojo de hierbabuena
- ½ cabeza de col morada
- ½ cabeza de col verde
- 1 cabeza de brócoli
- 1 pimiento morrón verde
- 1 pimiento morrón rojo
- 12 rábanos rojos
- 5 zanahorias
- 2 betabeles
- 2 cebollas blancas
- 2 cebollas cambray tiernas
- 3 cebollas rojas
- 2 cabezas de ajo
- 5 jitomates
- 1 hoja / penca de aloe / sábila
- 2 camotes
- 500 g de calabaza mantequilla

FRUTA

- 250 g de arándano
- 500 g de uvas
- 5 manzanas rojas
- 5 manzanas verdes
- 7 mandarinas
- 3 piñas
- 4 kiwis
- 10 limones
- 3 aguacates
- 5 naranjas
- 2 mangos
- 6 plátanos
- 2 papayas

LEGUMBRES Y CEREALES

- 200 g de tofu firme
- 500 g de chícharos congelados o frescos
- 200 g de garbanzos
- 400 g de arroz basmati
- 200 g de quinoa

ESPECIAS Y FONDO DE DESPENSA

- Clavo de olor
- Pimienta
- Hinojo seco
- Romero seco
- Curry en polvo
- Cardamomo
- Comino molido
- Canela molida
- Cúrcuma molida
- Nuez moscada
- Ají o hojuelas de chile picante
- 200 g de jengibre fresco
- 50 g / frasco de sal marina sin yodo (opcional)
- 250 g de linaza
- 25 g de espirulina verde en polvo
- 100 g / frasco de pasta de ajonjolí / tahini
- 50 g de pasas
- 50 g / 1 trozo de alga kombu
- 4 hojas / paquete de alga nori
- 1 l de caldo de verduras casero

Batch cooking

Sábado	· Hacer las compras.
	· Lavar los vegetales.
	· Hacer el caldo de verduras y guardar en un frasco hermético.
	· Separar las verduras cocidas para su reutilización.
	· Congelar los vegetales.
	· Remojar garbanzos, arroz, quinoa (noche).
Domingo	· Cocinar los garbanzos a presión.
	· Cocinar la quinoa.
	· Cocinar arroz al curry con pasitas.
	· Hornear calabaza y camote.
	· Tostar los garbanzos con especias.
	· Almacenar todo.
Durante la semana	· Hacer los jugos verdes cada mañana.
	· Hacer los desayunos cada mañana.
	· Preparar los platos del día y almacenar.
	· Cocer al vapor el betabel y hacer el hummus (miércoles).

SEMANA 4.
CENA + SUEÑO REPARADOR + MOVIMIENTO

	LUNES Y MARTES	MIÉRCOLES Y VIERNES	JUEVES Y SÁBADO	DOMINGO
Hábitos	· Tomar el sol 15-20 minutos por la mañana, mediodía y atardecer.			
	· Hacer la respiración cuadrada 3 veces al día (cuando tomes el sol).			
	· Meditación Seguridad en ti misma 1 vez al día (idealmente por la mañana, cuando tomes el sol).			
	· Caminar 10-20 minutos al día o iniciar una actividad con movimiento que te guste (yoga, baile).			
	· Practicar las rutinas de sueño 1 hora antes de irte a dormir.			
	· Escribir el diario de gratitud antes de irte a dormir.			

	LUNES Y MARTES	MIÉRCOLES Y VIERNES	JUEVES Y SÁBADO	DOMINGO
Hidratación	· Beber 400 ml de jugo de apio en ayunas. · Beber 350 ml de jugo Green Power por la tarde con estómago vacío. · Beber 1.5-2 l de agua durante el día.	· Beber 400 ml de jugo de pepino en ayunas. · Beber 1.5-2 l de agua durante el día.	· Beber 400 ml de jugo de apio en ayunas. · Beber 350 ml de jugo Green Power por la tarde con estómago vacío. · Beber 1.5-2 l de agua durante el día.	· Beber 400 ml de jugo de apio o pepino en ayunas. · Beber 1.5-2 l de agua durante el día.
Desayuno	Licuado verde amor tropical.	Coctel de frutas antiox.	Licuado verde de papaya sanadora.	Arepas de yuca y plátano + Tofu revuelto.
Snack mañana	Si tienes hambre, puedes repetir tu desayuno, o incluir fruta, papas al vapor, o un licuado verde pequeño.			
Comida	· Ensalada mix verde. · Hummus de betabel. · Rebanadas tostadas del mejor pan del mundo. · Vinagreta sin aceite.	· Ensalada de coliflor y coco rallado. · Crema de verduras con quinoa y tofu.	· Tacos de frijoles negros con aguacate. · Arroz al curry con pasitas. · Salsa de no queso fundido.	· Ensalada mix verde. · Crepas de lentejas rojas. · Salteado de setas y calabacita. · Cátsup de betabel
Snack **tarde**	· Pudín de linaza y algarroba. · Coctel de frutas antiox.			
Cena	· Ensalada de colores. · Crema de papas, puerro y champiñones. · Chícharos verdes picantes.	· Ensalada mix verde. · Cacerola de papas y garbanzos con hierbas frescas.	· Sopa de jitomate con chícharos. · Palitos de yuca con hierbas frescas. · Salsa verde de aguacate.	· Ensalada mix verde. · Arroz chino rojo con chícharos verdes.

Lista de compras

VERDURAS

- 4 kilos de tallos de apio / celery
- 14 pepinos medianos
- 600 g de espinaca
- 4 corazones de lechuga romana
- 800 g de mix de hojas verdes
- 200 g / 1 manojo de cilantro fresco
- 100 g / 1 manojo de albahaca fresca
- 200 g / 1 manojo de perejil fresco
- 200 g de kale / Col risada
- 1 cabeza de coliflor
- 1/2 cabeza de col
- 1 cabeza de brócoli
- 6 cebollas rojas
- 3 cabezas de ajo
- 2 puerros
- 2 cebollas cambray tiernas
- 1 cebolla blanca
- 15 jitomates
- 32 rabanitos
- 2 calabacitas
- 200 g de champiñón
- 1 hoja / penca de aloe / sábila
- 10 papas
- 4 betabeles
- 12 zanahorias

FRUTA

- 500 g de arándanos
- 4 limas
- 12 limones
- 4 manzanas verdes
- 8 manzanas rojas
- 6 plátanos
- 2 mangos
- 4 naranjas
- 2 papayas
- 4 mandarinas
- 1 piña
- 2 aguacates
- 1 plátano macho verde

LEGUMBRES Y CEREALES

- 500 g de garbanzos
- 500 g de frijoles negros
- 200 g de tofu firme
- 100 g de lentejas rojas
- 500 g de chícharos verdes congelados
- 200 g de quinoa
- 400 g de arroz basmati integral

NUECES Y SEMILLAS

- 100 g de nueces
- 200 g de nueces de la India
- 100 g de coco rallado
- 50 g de semillas de ajonjolí
- 50 g / frasco de pasta de ajonjolí / tahini
- 250 g de linaza

ESPECIAS Y FONDO DE DESPENSA

- Anís en polvo
- Ají / cayena / chiles picantes
- Nuez moscada
- Pimienta
- Cúrcuma molida
- Paprika
- Comino molido
- Curry en polvo
- Ajo en polvo
- Tomillo seco
- Romero seco
- Cebolla en polvo

- Orégano seco
- Laurel
- Jengibre en polvo
- 200 g de jengibre fresco
- 20 g de alga wakame deshidratada
- 5 hojas / paquete de alga nori
- 50 g de espirulina verde
- 250 ml / botella pequeña de salsa de soya Tamari-sin gluten (opcional)
- 50 g de pasas
- 50 g de algarroba
- 100 g de fibra de *psyllium*

Batch cooking

Sábado	· Hacer las compras.
	· Lavar los vegetales.
	· Hacer el caldo de verduras y guardar en un frasco hermético.
	· Separar las verduras cocidas para su reutilización.
	· Congelar los vegetales.
	· Remojar garbanzos, arroz, frijoles negros, quinoa (noche).
Domingo	· Cocinar a presión los garbanzos, frijoles negros.
	· Hervir la quinoa.
	· Cocinar al vapor el betabel y los chícharos.
	· Hacer el hummus de betabel.
	· Hacer la cacerola de papas y chícharos.
	· Almacenar todo.
Durante la semana	· Hacer los jugos verdes por la mañana.
	· Hacer los desayunos cada mañana.
	· Preparar los platos del día y almacenar.
	· Cocinar arroz al curry con pasitas (miércoles).
	· Hornear vegetales de la sopa de jitomate (miércoles).
	· Cocinar a presión la yuca (miércoles).
	· Almacenar todo.

RECETARIO

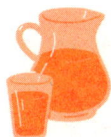

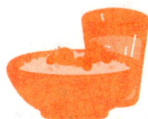

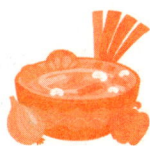

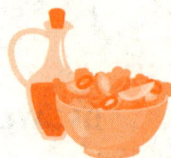

ADEREZOS DE ENSALADA

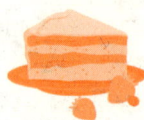

POSTRES

Accede a todo el recetario con imágenes
a color con el código QR.

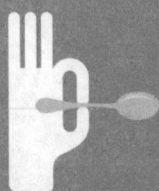

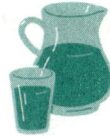

JUGOS VERDES

JUGO DE APIO

Raciones: 1

300 g de tallos de apio

1. Lava bien los tallos de apio y corta en trozos de 1-2 cm. Pasa el apio por la licuadora, separando el líquido de la fibra. Bebe inmediatamente o conserva en el refrigerador hasta 24 horas en un envase de cristal o cerámica con cierre hermético.

Para hacerlo en procesador de alimentos. Coloca el apio en el vaso y agrega ½ taza de agua (250 ml o la cantidad mínima para hacer girar la cuchilla). Procesa hasta tener un puré suave. Puedes ayudarte empujando los trozos con una cuchara de madera o el émbolo del procesador. Para separar la fibra, filtra el líquido con un trapo de algodón o una bolsa para preparar leche vegetal, exprimiendo con las manos. Ayúdate con un colador y un recipiente para recolectar el líquido. Descarta la pulpa.

JUGO DE PEPINO

Raciones: 1

3 pepinos

1. Lava bien los pepinos y córtalos en trozos de 2 cm. Pasa el pepino por la licuadora, separando el líquido de la fibra. Bebe inmediatamente o conserva en el refrigerador hasta 24 horas en un envase de cristal o de cerámica con cierre hermético.

Para hacerlo en procesador de alimentos, sigue el mismo procedimiento descrito en el jugo de apio.

JUGO GREEN POWER

Raciones: 1

100 g espinaca • 2 pepinos • ½ taza de brócoli • 2 cucharadas de jengibre • ½ limón • 1 manzana verde • 1 cucharadita de espirulina verde en polvo

1. Pasa por la licuadora todos los vegetales, separando el líquido de la fibra. Agrega la espirulina en el vaso, es decir, directamente en el jugo. Bebe inmediatamente o conserva en el refrigerador hasta 24 horas en un envase de cristal o cerámica con cierre hermético.

Para hacerlo en procesador de alimentos, sigue el mismo procedimiento descrito en el jugo de apio.

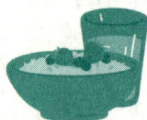

DESAYUNOS Y SNACKS
LICUADO VERDE DE AMOR TROPICAL

Raciones: 1

100 g de kale o col rizada • ½ mango • 1 plátano • 1 naranja • 2 cucharadas de linaza

1. Coloca todos los ingredientes en el procesador de alimentos. Agrega 1 taza de agua helada (250 ml, puede que necesites un poco más si quieres una textura más líquida). Licúa a alta velocidad durante 1 minuto hasta tener un puré suave. Bebe inmediatamente o conserva en el refrigerador hasta 12 horas en un envase de cristal o cerámica con cierre hermético.

Consejo: Recuerda que, en todos los licuados verdes, puedes variar las frutas; por ejemplo, utiliza guayabas, nísperos, caquis, duraznos, kiwis… Las hojas verdes pueden ser un mix de lechugas tiernas o espinacas. Si la cantidad te parece pequeña, duplica la cantidad de fruta. Si te parece demasiado, puedes beber el licuado en dos partes.

LICUADO VERDE DE PAPAYA SANADORA

Raciones: 1

100 g de espinacas • ½ taza de papaya • ½ taza de piña • ¼ taza de gel de aloe
• 2 cucharadas de linaza

1. Coloca todos los ingredientes en el procesador de alimentos. Agrega 1 taza de agua helada (250 ml, puede que necesites un poco más si quieres una textura más líquida). Licúa a alta velocidad durante 1 minuto hasta tener un puré suave. Bebe inmediatamente o conserva en en el refrigerador hasta 12 horas en un envase de cristal o cerámica con cierre hermético.

COCTEL DE FRUTAS ANTIOXIDANTE

Raciones: 1

2 tazas de papaya • 1 taza de arándanos • 1 mandarina • ½ cucharadita de canela en polvo de Ceilán

1. Pela, corta y arregla la fruta en un plato hondo. Disfruta inmediatamente.

Consejo: Si no encuentras arándanos frescos, puedes optar por los congelados y descongelarlos antes de preparar el coctel. Si no hay arándanos, puedes sustituirlos por fresas o cerezas, o comer la papaya sola o combinada con guayaba o mango. Puedes cambiar la mandarina por naranja.

ENSALADA DE FRUTAS CON HIERBAS FRESCAS

Raciones: 1

1 mango • 1 plátano • 1 taza de uvas • 2 cucharadas de hierbabuena

1. Pela, corta y arregla la fruta en un plato hondo. Disfruta inmediatamente.

Consejo: Puedes combinar con otras frutas, como melón, sandía, papaya.

MERMELADA DE MANGO FRESCA

Raciones: 1

2 cucharadas de semillas de chía • ½ mango • ½ cucharadita de jengibre fresco • ½ cucharadita de cúrcuma fresca

1. Pela y corta el mango y el jengibre. Agrega todo en el vaso del procesador de alimentos y añade la cúrcuma. Licúa a alta velocidad hasta tener un puré suave. Pasa a una taza y agrega la chía. Remueve hasta tener todo bien mezclado. Deja reposar 5 minutos hasta que veas que se ha formado un gel denso. Tómalo inmediatamente o guarda en el refrigerador hasta 24 horas en un envase de cristal o de cerámica con tapa hermética.

Consejo: Puedes hacer esta mermelada con otro puré de frutas, como peras, guayabas, papaya, fresas o arándanos.

PUDÍN DE LINAZA Y ALGARROBA

Raciones: 1

3 cucharadas de linaza • 1 cucharadita de algarroba en polvo
• ½ cucharadita de canela en polvo de Ceilán • 1 taza de plátano

1. Pasa la linaza por la licuadora hasta molerlas (también puedes adquirir las semillas molidas). En una taza grande o en un plato agrega a las semillas molidas, la algarroba, la canela y ½ taza (aprox. 125 ml) de agua. Revuelve hasta tener una pasta. Puedes agregar más agua si quieres una mezcla más ligera. Corta los plátanos y decora tu pudín. Come inmediatamente o guarda en el refrigerador hasta 24 horas en un envase de cristal o cerámica con tapa hermética.

Consejo: El sabor de este pudín es «achocolatado» por la algarroba. Si no la encuentras, te invito a poner más especias, como cardamomo, anís, cúrcuma o nuez moscada. Si quieres dar un poco más de sabor, puedes utilizar leche de almendras sin añadidos (sin azúcar, sal, geles ni conservadores).

AVENA DORADA

Raciones: 1

1 taza de copos de avena gruesa sin gluten • ½ cucharadita de cúrcuma en polvo • ½ cucharadita de canela en polvo de Ceilán • 1 pizca de cardamomo • 1 pizca de jengibre • 2 manzanas rojas • 1 kiwi

1. En una cazuela pequeña, agrega los copos de avena con 1 taza de agua. Hierve durante 3 o 5 minutos y apaga el fuego. Añade las especias y remueve bien. Sirve en un plato hondo. Corta la fruta y decora el plato de avena. Disfruta este plato caliente o frío.

Consejo: Puedes variar las especias a tu gusto. Si quieres más sabor y cremosidad, puedes utilizar leche de almendras sin añadidos. Siénte-te libre de utilizar otras frutas de temporada, o arroz integral, quinoa o mijo cocinados previamente como alternativa a la avena.

AREPAS DE YUCA Y PLÁTANO

Raciones: 1

2 tazas de yuca • 1 plátano macho verde • 1 cucharadita de fibra de *psyllium* • ½ cucharadita de sal marina

1. Para cocinar la yuca, pela la cáscara y ponla en una olla exprés con abundante agua durante 25 minutos, o hirviendo en una cazuela durante 1-2 horas, hasta que esté blanda y se pueda picar. Saca la yuca y aplasta hasta obtener un puré. Deja enfriar.

2. Pela el plátano verde y pásalo por un rallador. Mezcla el plátano con el puré de yuca, agrega la sal y el *psyllium* para dar textura y absorber la humedad. Divide la masa en 4 partes, y haz bolitas con las manos húmedas. Aplasta hasta tener ruedas con un 1.5-2 cm de grosor.

3. Calienta un sartén antiadherente y coloca las arepas a cocinar a fuego bajo. Sé paciente. El primer lado debe crear una costra tos-tada hasta despegarla, lo que suele durar unos 5-7 minutos. Con la ayuda de una espátula, voltea y deja cocinar por el otro lado.

Dale la vuelta de nuevo y cocina 3-5 minutos cada lado otra vez. Cuando sientas que la corteza está dura, ya puedes retirarlas y dejar enfriar.

4. Puedes disfrutar tus arepas con un salteado de verduras, un poco de aguacate o incluso frijoles.

EL MEJOR PAN DEL MUNDO

Raciones: 5 (2 rebanadas cada una)

400 g de semillas de trigo sarraceno o alforfón • 1 cucharadita de sal marina sin yodo • 2 cucharadas de fibra de *psyllium*

1. Pon a remojo el trigo sarraceno durante 12 horas con abundante agua en un frasco de 2 litros de cristal o en un envase de cerámica grande con tapa. Pasado este tiempo, escurre y descarta el agua del remojo durante 10 minutos. No laves las semillas.

2. Pon el trigo sarraceno, la sal y taza y media de agua purificada en una licuadora de vaso. Tritura hasta que no queden granos enteros visibles (1-2 minutos). La textura será una especie de puré grueso. Te recomiendo que este procedimiento lo hagas en dos partes, es decir, dividiendo las semillas en dos tandas, para no dañar el motor de la licuadora. Si utilizas una batidora de mano o un procesador de alimentos ancho, puedes hacerlo todo al mismo tiempo.

3. Una vez que tengas el puré procesado, vierte en un tazón de cocina grande, agrega el *psyllium* y mezcla rápidamente. Deja reposar 5 minutos y confirma la textura. Si todavía está muy líquido, añade 1 cucharada de *psyllium* extra.

4. Deja fermentar durante 12-24 horas, dependiendo del calor. Idealmente, puede crecer entre un tercio y el doble de su volumen. Si utilizas un molde para pan de silicona, puedes dejar fermentando la mezcla allí, cubriéndola con un trapo limpio. Si tu molde de pan es de metal, debes dejarlo fermentando en un tazón de cristal, cerámica o madera de buen tamaño, con un trapo tapándolo.

5. Para hornear, precalienta el horno a 180 ºC, con calor arriba y abajo, y con ventilador, durante 10 minutos. Vuelca la masa en el molde
para pan si aún no lo has hecho. Si es de metal o de cerámica, cú-
brelo con papel de cocina encerado para que la masa no se pegue;
si es de silicona, no se pegará. Para decorar la parte de arriba del
pan, puedes agregar algunas semillas de trigo sarraceno, ajonjolí o
hierbas de olor secas, como romero u orégano.

6. Introduce el molde de pan en el horno a la mitad de altura, baja
la temperatura a 160 ºC, y cocina durante 1 hora. Estará listo
cuando abras el horno y la corteza se sienta dura por afuera y
suene un poco hueco si le das una palmada. Saca del horno y deja
refrescar durante 10 minutos sobre una rejilla antes de desmol-
dar.

7. Quita el molde con cuidado y deja enfriar unos 20 minutos antes
de cortarlo. Corta en rodajas de 1.5 cm de grosor y disfrútalas
con vegetales salteados, mermelada de mango fresca o un tofu
revuelto.

Consejo: Utiliza siempre agua purificada filtrada para hacer la masa
y el remojo; si tiene mucho cloro, los microorganismos crecerán muy
lentamente. Si no tienes *psyllium* puedes usar chía o linaza molidas
en su lugar.

Este pan no se hace con harina de trigo sarraceno, sino de grano entero remojado. Se podría hacer con otras semillas, pero habría que
hacer mezclas (por ejemplo, de arroz, lentejas y avena). La textura
será diferente, pero la técnica es la misma que la explicada aquí.

Mientras más pequeño sea el molde, más alto será el pan. Si te pasas-
te con la fermentación por un problema de tiempo o de temperatura
en tu cocina, la próxima vez déjalo menos tiempo.

Este es un pan denso y húmedo al sacar del horno, pero si quieres
que se seque un poco más, puedes dejarlo otros 20 minutos extras
en el horno.

Sé paciente y practica esta receta. Este pan dura fresco unos 2 días sin refrigeración, y lo puedes congelar rebanado hasta 1-2 meses. Yo tuesto las rebanadas de pan por los dos lados para disfrutar de su textura crujiente.

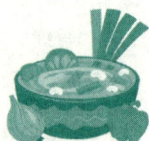

PLATOS FUERTES

CALDO DE VERDURAS

Raciones: 5

4 zanahorias • 2 tallos de apio • 1 cebolla • 1 pimiento morrón rojo • 2 ajos • ½ taza de cilantro fresco • ½ taza de perejil fresco • 2 hojas de laurel • 2 cucharadas de jengibre fresco • 1 trozo de alga kombu • 1 pizca de sal marina

1. Lava todos los vegetales y coloca en una olla exprés con 2 l de agua purificada. Deja hirviendo a la presión máxima durante 30 minutos. Si no tienes olla exprés, cocina durante 1 hora los vegetales en una cazuela normal con tapa. Cuela el caldo y reserva en un frasco de cristal hermético. Guarda o congela los vegetales en pequeñas porciones para hacer una crema de verduras.

ENSALADA DE COLORES

Raciones: 1

1 zanahoria • 4 rábanos rojos • 1 betabel • ½ taza de col • ½ cebolla • 1 taza de cilantro fresco • 1 limón • ½ taza de mango • 1 pizca de pimienta negra • 1 pizca de sal marina (opcional)

1. Lava todos los vegetales y pásalos por un rallador fino. Puedes utilizar un procesador de alimentos o cortar con un cuchillo. Agrega el mango cortado en cuadritos pequeños, y adereza con el jugo de limón, pimienta y sal al gusto.

ENSALADA MIX VERDE
Y RABANITOS

Raciones: 1

100 g de mix de hojas verdes • ½ cebolla roja • 4 rabanitos • ½ manzana roja

1. Corta la cebolla, los rabanitos y la manzana en rodajas finas. En un plato hondo mezcla con las hojas verdes. Para aderezar, puedes utilizar jugo de limón o alguno de los aderezos propuestos en este recetario.

Consejo: Puedes agregar otros vegetales a esta ensalada, como jitomates, pimientos morrones rojos o verdes, calabacitas, espárragos o coles de Bruselas.

ENSALADA DE COLIFLOR
Y COCO RALLADO

Raciones: 1

1 taza de coliflor • 3 cucharadas de coco rallado • ½ taza de perejil • 2 cucharadas de pasas • ½ manzana roja • ½ naranja • 1 pizca de pimienta (al gusto) • 1 pizca de jengibre en polvo (al gusto)

1. Corta la coliflor en trozos muy pequeños con un cuchillo o pásala por un rallador grueso. Corta las pasas en mitades, la manzana en cubos pequeños y el perejil muy fino. En un plato hondo, mezcla los vegetales con el coco, y añade la pimienta, el jengibre y el jugo de media naranja.

TOFU REVUELTO

Raciones: 1

100 g de tofu firme • 1 cebolla morada • ½ cucharadita de cúrcuma en polvo • ½ cucharadita de paprika • 1 pizca de comino en polvo • 8 cucharadas de caldo de verduras • 1 pizca de sal marina sin yodo (opcional)

1. Corta el tofu en cuadritos y aplástalo con un tenedor. Aparte, corta la cebolla morada en cuadritos muy finos. Calienta un sar-

tén y añade la cebolla. Dórala agregando un poco de caldo de verduras durante 3-4 minutos. Añade el tofu y las especias. Sala al gusto. Cocina con el resto del caldo de verduras durante 3-4 minutos removiendo de vez en cuando para que no se pegue y apaga el fuego.

2. Sirve caliente o frío con una rebanada tostada del mejor pan del mundo o acompañando un plato saludable.

Consejo: El tofu suele venir con diferentes grados de firmeza, asegúrate de utilizar uno que ya esté escurrido. En el mercado hay muchos tipos de tofu de soya. Yo te recomiendo que siempre lo compres de soya orgánica. Existe también tofu de otras legumbres, como lentejas o garbanzos.

SALTEADO DE QUINOA Y CHÍCHAROS

Raciones: 1

1 taza de quinoa roja • 1 taza de chícharos verdes • 1 cebolla • 1 jitomate • ½ taza de apio • 1 pizca de comino en polvo • ½ cucharada de romero seco • ½ cucharada de hinojo seco • 8 cucharadas de caldo de verduras • 1 pizca de sal marina (opcional)

1. Para hacer la quinoa, remójala con abundante agua durante 8-12 horas. Descarta el agua de remojo. En una olla, coloca la quinoa con 2 tazas de agua y deja hervir durante 3-5 minutos. Cuela el agua sobrante y enfría la quinoa extendiéndola en un plato. Una vez fresca, la puedes almacenar en el refrigerador.

2. Corta la cebolla, el jitomate y el apio en cuadritos pequeños. Calienta un sartén y saltea los vegetales con un poco de caldo de verduras. Agrega los chícharos al sartén. Si son congelados, deja cocinar un poco más hasta que se descongelen y estén tiernos. Agrega un poco de caldo de verduras cuando veas que se va secando en el sartén. Agrega las especias y la quinoa, y remueve durante 3-4 minutos hasta integrar todos los sabores. Sala y sirve en caliente o guarda en el refrigerador.

Consejo: Aprovecha para hacer más quinoa cuando prepares este plato. Así la puedes utilizar durante toda la semana en otras recetas. Puedes cambiar los chícharos por otra legumbre, como garbanzos o lentejas. Los vegetales del salteado pueden variar según lo que tengas en la cocina, por ejemplo, zanahorias o betabel.

SALTEADO DE VEGETALES Y COL MORADA

Raciones: 1

1 taza de col morada • 1 taza de calabacitas • 1 cebolla cambray tierna • ½ taza de albahaca fresca • 1 limón • 8 cucharadas de caldo de verduras • 1 pizca de pimienta • 1 pizca de sal marina sin yodo (opcional)

1. Corta las calabacitas, la col morada y la cebolla cambray en tiras finas. Calienta un sartén y saltea los vegetales con un poco de caldo de verduras hasta que estén suaves, pero todavía crujientes. Apaga el fuego y añade el jugo de 1 limón, la albahaca cortada finamente, pimienta y sal opcional. Disfruta en caliente con una rebanada tostada del mejor pan del mundo o como parte de un plato saludable.

SALTEADO DE SETAS Y CALABACITA

Raciones: 1

1 taza de champiñones • 1 calabacita • 1 pimiento morrón rojo • 1 limón • 2 nueces • 8 cucharadas de caldo de verduras • ½ cucharadita de romero • 1 pizca de pimienta • 1 pizca de sal marina sin yodo (opcional)

1. Corta los champiñones, la calabacita y el pimiento morrón en láminas finas. Calienta un sartén y saltea los vegetales con un poco de caldo de verduras hasta que estén suaves, pero todavía crujientes. Apaga el fuego y añade el jugo de 1 limón, el romero, la pimienta y la sal (opcional). Agrega al final 2 nueces cortadas finamente. Disfruta en caliente con una rebanada del mejor pan tostado del mundo o como parte de un plato saludable.

Consejo: Puedes emplear otras setas como Portobello o setas de ostras. También puedes utilizarlas congeladas. Agrega salsa tamari sin gluten al salteado en vez de sal, o cambia las nueces por pistaches, almendras o avellanas.

GARBANZOS ESPECIADOS

Raciones: 1

1 taza de garbanzos • ½ cucharadita de comino molido • ½ cucharadita de canela molida • ½ cucharadita de cúrcuma molida • ½ cucharadita de nuez moscada • 1 pizca de pimienta • 1 pizca de sal marina sin yodo (opcional) • 1 cucharada de pasta de ajonjolí o tahini

1. Para hacer los garbanzos, remoja en abundante agua durante 12-24 horas. Descarta el agua de remojo. Para cocinar los garbanzos puedes hacerlo en olla exprés con suficiente agua durante 20 minutos a la presión más baja. Si no tienes olla exprés, cocina en una cazuela normal con tapa, con abundante agua, durante una hora u hora y media hasta que estén blandos. Retira del fuego, cuela el agua de cocción y enfría. Guarda los garbanzos que no vayas a utilizar en el refrigerador o en el congelador.

2. Precalienta el horno a 160 ºC. En una bandeja de horno o fuente refractaria, coloca 1 taza de garbanzos cocidos y las especias. Remueve hasta que las especias se integren. Esparce los garbanzos para que no se toquen entre sí. Hornea 10 minutos, saca la bandeja y remueve un poco los garbanzos con una espátula. Vuelve a meterlos otros 10 minutos. Saca los garbanzos y sirve en caliente agregando tahini por encima.

Consejo: Puedes hacer esta receta con otro tipo de legumbres, como alubias o frijoles bayos o negros. También puedes elegir las especias a tu gusto.

HUMMUS DE GARBANZOS CON BETABEL

Raciones: 1

1 taza de garbanzos • ½ limón • ½ betabel • 1 ajo • ½ cucharadita de comino molido • ¼ de cucharadita de nuez moscada • 1 pizca de pimienta • 1 pizca de sal marina sin yodo (opcional) • 4 cucharadas de pasta de ajonjolí o tahini • ½ taza de caldo de verduras

1. Cocina los garbanzos como en la receta de garbanzos especiados. Haz al vapor un betabel pequeño y reserva. Pela el ajo. En un procesador de alimentos añade los garbanzos, el betabel, las especias, el tahini, el caldo de verduras, el diente de ajo y el jugo de limón. Licúa a velocidad alta hasta obtener un puré suave.

Consejo: Este puré de garbanzos puede ser más o menos denso según tu gusto, agrega más caldo de verduras o agua para obtener la textura deseada. Ajusta la cantidad de especias y de ajo a tu gusto. Puedes servir este hummus con un salteado de vegetales, tomarlo con botanas de verduras crudas, o en una rebanada del mejor pan tostado del mundo.

ARROZ AL CURRY CON PASITAS

Raciones: 1

1 taza de arroz basmati integral • 1 ajo • ½ cucharadita de cúrcuma en polvo • ½ cucharadita de curry en polvo • 2 cucharadas de pasitas sultanas

1. Remoja el arroz en abundante agua durante 12-24 horas. Descarta el agua de remojo. Para cocinar el arroz, coloca en una olla con dos tazas de agua purificada. Añade las especias y el ajo, y cocina a fuego alto 10 minutos. Apaga el fuego, tapa la olla y deja cocinar al vapor con el resto de humedad. Deja enfriar. En el momento de servir, añade las pasitas.

Consejo: Puedes utilizar arroz basmati blanco o cualquier otro tipo de arroz. Si la cocción necesita más agua, puedes añadir más, o utilizar caldo de verduras.

ARROZ CHINO ROJO
CON CHÍCHAROS VERDES

Raciones: 1

1 taza de arroz largo integral • 1 taza de chícharos verdes • 1 ajo • ½ cebolla cambray • ½ zanahoria • ½ betabel • ½ pimiento morrón rojo • 1 cucharadas de alga wakame • 1 cucharadita de jengibre en polvo • 1 pizca de anís en polvo • ½ cucharadita de sal marina sin yodo (opcional) • 1 cucharada de ajonjolí • 2 cucharadas de salsa de soya tamari • 8 cucharadas de caldo de verduras

1. Remoja el arroz en abundante agua durante 12-24 horas. Descarta el agua de remojo. Para cocinar el arroz, coloca en una olla 2 tazas de agua purificada. Cocina hasta que esté tierno, pero que el grano todavía quede entero (aproximadamente 20-25 minutos). Cuela el agua sobrante con un colador. Deja enfriar y almacena en el refrigerador el que no vayas a utilizar.

2. Cocina los chícharos al vapor hasta que estén tiernos. Reserva.

3. Corta en tiras finas ajo, cebolla cambray, zanahoria, betabel y pimiento morrón rojo. Calienta un sartén y saltea las verduras con un poco de caldo. Ve agregando cucharadas hasta que veas que se han ablandado, pero siguen crujientes. Agrega el jengibre, el anís, las algas, el arroz y los chícharos. La sal es opcional en este plato. Cocina durante unos 5 minutos hasta integrar todos los sabores y colores. Para servir, agrega por encima las semillas de ajonjolí y la salsa tamari (opcional).

Consejo: Puedes hacer esta receta con quinoa o mijo, o variar los vegetales y las legumbres a tu gusto. Puedes utilizar salsa tamari en vez de sal.

CALABAZA Y CAMOTE ASADOS CON TAHINI

Raciones: 1

½ taza de calabaza mantequilla • 1 camote • 3 ajos • ½ cucharadita de canela en polvo • ½ cucharadita de comino en polvo • 1 pizca de clavo de olor • 1 pizca de cardamomo en polvo • 1 cucharadita de romero • 4 cucharadas de caldo de verduras • 1 cucharada de pasta de ajonjolí o tahini

1. Precalienta el horno a 180 ºC durante 10 minutos.

2. Pela la calabaza y el camote, y córtalos en cubos de 2 cm. Pela los dientes de ajo y córtalos en láminas finas. Pon en una bandeja de horno de cerámica o de cristal pírex los vegetales, y agrega las especias y el caldo de verduras. Remueve hasta integrarlo todo.

3. Baja el calor del horno a 150 ºC, introduce la bandeja en la parte media del horno y cocina durante 45 minutos, hasta que los vegetales estén tiernos. Sirve acompañando de tahini por encima.

Consejo: Puedes utilizar otras raíces, como zanahorias de diferentes colores. Atrévete a variar las especias a tu gusto.

CREMA DE VERDURAS CON QUINOA Y TOFU

Raciones: 1

½ taza de quinoa • 100 g de tofu firme • ½ taza de perejil fresco • ½ cebolla • 1 ajo • ½ cucharadita de cúrcuma en polvo • ½ cucharadita de curry en polvo • 1 taza de verduras del caldo de verduras • 2 tazas de caldo de verduras

Esta es una receta «de aprovechamiento». Lo ideal es tener quinoa preparada con antelación y reutilizar los vegetales empleados para hacer el caldo de verduras.

1. Cocina la quinoa como en la receta del salteado de quinoa y chícharos, y prepara el caldo de verduras.

2. Corta finamente el ajo y la cebolla, y saltea en una olla mediana durante 2 minutos. Agrega el caldo de verduras, las verduras del caldo y las especias, cocina unos 5 minutos extra. Pasa esta mezcla por el procesador de alimentos para crear una crema, durante 1 minuto.

3. Vuelve a pasar la crema de verduras a la olla y agrega la quinoa (cocinada previamente), el tofu cortado en cubos de 1 cm y el perejil picado finamente. Sirve esta crema caliente, en un plato hondo, con un poco de más perejil fresco por encima.

Consejo: En esta crema puedes sustituir el tofu por lentejas. En el último momento, puedes agregar hojas de acelga, kale o espinacas cortadas finamente: así añadirás un toque verde y nutritivo.

CREMA DE PAPAS, PUERRO Y CHAMPIÑONES

Raciones: 1

2 papas • 1 puerro • 1 taza de champiñones • ½ cebolla • 1 ajo • 1 pizca de nueces de la India • ½ taza de chícharos verdes • 1 cucharada de alga wakame • 1 pizca de pimienta • 1 cucharada de perejil • 2 tazas de caldo de verduras

1. Remoja en 1 taza de agua caliente la nuez de la India al menos 20 minutos.

2. Corta finamente el ajo, la cebolla y el puerro, y saltea en una olla mediana durante un par de minutos. Agrega el caldo de verduras a la mezcla y deja hervir unos 5 minutos. Mientras, corta en cuartos los champiñones, pela las papas y córtalas en cubos pequeños de 1-2 cm y añade al caldo. Deja hervir durante 10-12 minutos, hasta que las papas estén suaves.

3. Pasa la mitad de la mezcla por el procesador de alimentos, con las nueces de la India escurridas, hasta obtener un puré suave. Incorpora al resto de los vegetales en la olla y añade los chícharos tiernos y las algas. Deja hervir por 5-10 minutos. Pon pimienta al gusto. Sirve en caliente en un plato hondo y decora con perejil picado.

Consejo: Puedes cambiar el wakame por alga dulce o espaguetis de mar, y sustituir los chícharos verdes por lentejas o garbanzos. Prueba otras hierbas de olor, como la salvia o la albahaca fresca.

SOPA DE JITOMATE CON GARBANZOS

Raciones: 1

5 jitomates • 4 ajos • 1 cebolla roja • ½ taza de albahaca fresca • ½ cucharadita de orégano seco • 2 tazas de caldo de verduras • 1 taza de garbanzos

1. Precalienta el horno a 180 ºC. En una fuente para horno de cerámica o cristal pírex, coloca los jitomates, los ajos pelados, la cebolla pelada y cortada en cuartos, y la mitad de la albahaca fresca. Hornea durante 45 minutos hasta que se haya reducido el líquido de los jitomates.

2. Saca con cuidado la bandeja del horno y pasa las verduras al vaso del procesador de alimentos, con la mitad del caldo de verduras. Procesa a alta velocidad hasta crear una crema fina. Pasa la mezcla a una olla, añade los garbanzos cocinados previamente, el resto del caldo y agrega el orégano. Cocina durante 5 minutos hasta integrar los sabores. Sirve en caliente en un plato hondo con extra de albahaca fresca recién cortada.

Consejo: Utiliza para esta crema betabel y zanahorias en vez de jitomates. Cambia las especias a tu gusto, y los garbanzos por lentejas, chícharos o tofu en dados.

CACEROLA DE PAPAS Y GARBANZOS CON HIERBAS FRESCAS

Raciones: 1

2 papas • 1 taza de garbanzos • ½ cebolla cambray • ½ taza de perejil fresco • ½ taza de cilantro fresco • 1 limón • ½ cucharadita de comino • ½ cucharadita de paprika • 1 pizca de pimienta • 1 cucharada de pasta de ajonjolí o tahini

1. Precalienta el horno a 180 ºC. Lava y pela las papas en cubos grandes de 3-4 cm. Coloca las papas con la parte exterior (la cáscara) hacia abajo en una bandeja de horno cubierta con papel antiadherente. Cocina durante 30 minutos a media altura del horno, hasta que estén tiernas.

2. Mientras, prepara los garbanzos (previamente hechos en olla exprés) y agrega el comino y la paprika. Revuelve bien y hornea durante 20 minutos. Saca del horno las papas y los garbanzos, y deja enfriar 5 minutos.

3. Corta la cebolla cambray, el cilantro y el perejil fresco muy finamente y coloca en un plato hondo con los garbanzos y las papas. Agrega la pasta de ajonjolí, la pimienta y el jugo de limón, y mezcla hasta integrarlo todo. Puedes servir en caliente o como una ensalada fría.

Consejo: Si te sobraron chícharos de otro día y papas al vapor, esta receta tan solo pide añadir el resto de los vegetales frescos. Puedes variar las hierbas frescas o poner más, a tu gusto.

TACOS DE FRIJOLES NEGROS CON AGUACATE

Raciones: 1

1 taza de frijoles negros • 2 jitomates • ½ cebolla morada • 1 pimiento morrón rojo • ½ taza de aguacate • ½ taza de cilantro fresco • 1 lima • ½ cucharadita de comino • 2 hojas de laurel • 1 corazón de lechuga romana

1. Para hacer los frijoles negros, remoja en abundante agua durante 12-24 horas. Descarta el agua de remojo. Cocina los frijoles en una olla exprés con suficiente agua y las hojas de laurel, durante 20 minutos, a la presión más baja, hasta que estén tiernos sin que se rompan. Si no tienes olla exprés, prepáralos en una cazuela normal con tapa, con abundante agua, durante una hora u hora y media, hasta que estén blandos. Retira del fuego, cuela el agua de cocción y enfría. Guarda los frijoles que no vayas a utilizar en el refrigerador o en el congelador.

2. Corta en cuadraditos pequeños el jitomate, el pimiento morrón rojo y el aguacate. Corta finalmente la cebolla y el cilantro, y coloca todo en un plato hondo. Mezcla el jugo de lima, el comino y los frijoles negros.

3. Para hacer los tacos, utiliza las hojas de lechuga bien lavadas, y haciendo una especie de barquito agrega la mezcla de los frijoles con aguacate. Disfruta de este plato en frío o caliente.

Consejo: Puedes hacer con antelación los frijoles y dejarlos guardados en el refrigerador o congelarlos hasta 2 meses. Puedes utilizar también alubias, frijoles bayos o negros, incluso tofu.

PALITOS DE YUCA CON HIERBAS FRESCAS

Raciones: 1

1 taza de yuca • ½ cucharadita de ajo en polvo • ½ cucharada de cilantro fresco • ½ cucharada de perejil fresco

1. Para cocinar la raíz de yuca, pela la cáscara y cuécela en una olla exprés con abundante agua durante 25 minutos, o hirviendo durante 1-2 horas en una cazuela, hasta que esté blanda y se pueda picar. Saca la yuca y déjala enfriar. Lo ideal es usarla tras enfriarla en el refrigerador.

2. Calienta un sartén antiadherente a fuego medio-bajo y coloca los palitos de 7-8 cm de yuca. Tuesta cada lado 3-4 minutos, hasta que se forme una costra. Ayúdate con una espátula y sé paciente en el proceso. Una vez que la tengas lista, sírvela espolvoreando ajo en polvo y las hierbas de olor frescas.

Consejo: Si tienes una freidora de aire, puedes tostar la yuca en ella. Si quieres dar otro toque de sabor, añade un poco de jugo de limón.

CREPAS DE LENTEJAS ROJAS

Raciones: 1

1 taza de lentejas rojas • 2 tazas de agua • ½ ajo • ½ cucharadita de sal marina sin yodo (opcional)

1. Remoja las lentejas al menos un par de horas. Elimina el agua de remojo y pasa todos los ingredientes al procesador de alimentos con el agua y el ajo. Bátelo a alta velocidad hasta que quede una crema suave.

2. Calienta un sartén redondo antiadherente de 20 cm, y coloca ½ taza de la mezcla haciendo un círculo muy fino. Deja cocinar a fuego medio-bajo, hasta que se empiece a despegar por los lados. Da la vuelta con una espátula y cocina unos 2-3 minutos por otro lado. Repite el proceso hasta terminar con la mezcla.

Consejo: Puedes hacer esta mezcla con quinoa o trigo sarraceno, en lugar de lentejas. Para ello, déjalos remojar al menos 8 horas y elimina completamente el agua. Puedes hacer las crepas con antelación y guardarlas en el refrigerador hasta 5 días.

CHÍCHAROS VERDES PICANTES

Raciones: 1

1 ½ taza de chícharos verdes • 1 pizca de ají o cayena picante • ½ cucharada de pasta de ajonjolí o tahini • ½ lima

1. Para cocinar los chícharos, hazlos al vapor durante 5-8 minutos hasta que estén tiernos. Si son congelados, añade 5 minutos más al tiempo de cocción.

2. En un plato hondo mezcla los chícharos con el ají, el jugo de lima y el tahini. Sirve caliente o frío.

Consejo: A los chícharos en otros países también se les conoce como guisantes. Si no tienes a la mano, sustituye por otra legumbre como habas tiernas, alubias o frijoles.

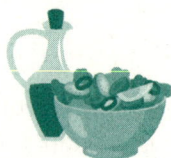

ADEREZOS DE ENSALADA

VINAGRETA SIN ACEITE

Raciones: 1

1 naranja • 1 limón • ½ ajo • ½ cucharadita de cúrcuma en polvo • ½ cucharadita de pimienta • 1 cucharada de pasta de ajonjolí o tahini

1. En una licuadora de vaso pequeña, agrega el jugo de naranja, el del limón y el resto de los ingredientes. Licúa a alta velocidad hasta obtener una consistencia cremosa.

Consejo: Puedes cambiar el tahini por crema de almendras o pistaches. Esta salsa puede durarte un par de días en el refrigerador.

SALSA VERDE DE AGUACATE

Raciones: 2

¼ taza de cilantro • ¼ taza de perejil • ½ pimiento morrón verde • ¼ cebolla • ½ ajo • 1 limón • 1 pizca de ají • 3 cucharadas de aguacate • 1 hoja de alga nori • 1 pizca de pimienta • 1 sal marina sin yodo (opcional)

1. En una licuadora de vaso pequeña, agrega todos los ingredientes pelados y lavados con media taza de agua. Licúa a alta velocidad hasta obtener una consistencia cremosa.

Consejo: Puedes variar el aguacate por 2 cucharadas de pasta de ajonjolí. Esta salsa puede durarte un par de días en el refrigerador.

SALSA DE NO QUESO AMARILLO FUNDIDO

Raciones: 2

1 zanahoria • 1 papa • ¼ taza de nueces de la India • ½ limón • 1 limón • ½ cucharadita de ajo en polvo • ½ cucharadita de cebolla en polvo • ½ cucharadita de paprika • 1 pizca de cúrcuma • 1 pizca de sal marina sin yodo (opcional)

1. Pon a remojar las nueces de la India con agua hirviendo 10-20 minutos y escurre.

2. Cocina al vapor la zanahoria y las papas sin cáscara, hasta que estén tiernas, durante unos 10-15 minutos. Agrega todos los ingredientes a una licuadora de vaso pequeña con media taza de agua o caldo de verduras. Licúa a alta velocidad hasta tener una consistencia cremosa, durante 2-3 minutos. Puedes añadir más agua si lo consideras necesario.

Consejo: Para dar una consistencia más cremosa con un poco de grasa, puedes añadir 2 cucharadas de pasta de ajonjolí. Esta salsa aguanta un par de días en el refrigerador. Puedes disfrutarla como una crema si aumentas la cantidad de vegetales.

CÁTSUP DE BETABEL

Raciones: 2

1 betabel • 1 zanahoria • ¼ ajo • 1 ½ limones • ½ cucharadita de romero • ½ cucharadita de tomillo • 1 pizca de sal marina sin yodo (opcional)

1. Lava y pela el betabel y la zanahoria. Cocina al vapor hasta que estén tiernas.

2. Agrega todos los ingredientes a una licuadora de vaso pequeña con media taza de agua o caldo de verduras. Licúa a alta velocidad hasta obtener una consistencia cremosa, durante 2-3 minutos. Puedes añadir más agua de ser necesario.

Consejo: Para darle una consistencia más cremosa, puedes añadir 1 cucharada de pasta de ajonjolí o 2 cucharadas de nueces de la India remojadas previamente en agua hirviendo.

ADEREZO RANCH

Raciones: 2

½ taza de almendras sin cáscara • ½ cucharadita de mostaza en polvo • 1 limón • ½ cucharadita de eneldo en polvo • 1 pizca de paprika • ½ cucharadita de cebolla en polvo • ½ cucharadita de ajo en polvo • 1 pizca de pimienta • 1 pizca de sal marina sin yodo (opcional)

1. Hierve durante 5 minutos las almendras y escurre.

2. Agrega todos los ingredientes a una licuadora de vaso pequeña con media taza de agua o caldo de verduras. Licúa a alta velocidad hasta obtener una consistencia cremosa durante 2-3 minutos. Puedes añadir más agua de ser necesario.

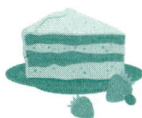

POSTRES

DONA DE PIÑA

Raciones: 1

2 rodajas de piña • 1 mandarina • ½ taza de frutos rojos congelados

1. Cocina en una olla pequeña los frutos rojos congelados hasta que estén tiernos (reserva una pequeña cantidad para decorar). Deja enfriar.

2. En un sartén antiadherente, sella los dos lados de las rodajas de piña, 2 minutos por cada lado o hasta que veas que tienen un color caramelizado.

3. Para montar la dona coloca una rodaja de piña en un plato, rellena con la salsa de frutos rojos en el medio, y cierra con otra rodaja de piña. Decora con gajos de mandarina al gusto y frutos rojos sueltos.

Consejo: Puedes hacer la versión cruda de esta receta. Prepara un puré con los frutos rojos en el procesador de alimentos si prefieres una textura más fina. Utiliza rodajas de piña fresca sin pasar por el sartén.

BOMBÓN DE DÁTIL Y MANZANA

Raciones: 1

2 dátiles • ½ manzana roja • 1 cucharadita de crema de almendra

1. Corta por la mitad los dátiles con la ayuda de un cuchillo, eliminando la semilla y haciendo una especie de bolsa con dos mitades. Agrega un poco de crema de almendras dentro y cierra con una rodaja de manzana pequeña.

Consejo: Puedes cambiar la crema de almendras por otra, o disfrutar tus dátiles con la manzana solamente.

TURRÓN DE PLÁTANO
CON AVELLANAS

Raciones: 1

1 plátano • 1 cucharada de avellanas • 1 cucharada de pasta de ajonjolí o tahini

1. Corta el plátano para obtener dos mitades largas. Unta las mitades con la pasta de ajonjolí y rocía con avellanas trituradas.

2. Congela al menos durante 2 horas (puedes dejarlo incluso toda la noche). Retira del congelador y disfruta este postre mientras aún está frío.

Epílogo

EL CAMINO
A PARTIR
DE AHORA

Me encantó estar contigo a través de estas páginas. Si llegaste hasta aquí, es porque te importa recuperar tu salud y tu vitalidad. Por mi experiencia y la de mis clientas a lo largo de estos años, y como dice el poema de Machado, se hace camino al andar, es decir, actuando. Estoy segura de que lo has hecho genial hasta ahora y que has dedicado un tiempo valioso para conocer más sobre ti misma o sobre ti mismo, sobre lo que causa tus dolores y tus síntomas crónicos.

Date un abrazo fuerte de mi parte, ¡tan solo estar aquí es una victoria inmensa!

Durante el libro hemos visto que hay tres pilares fundamentales que debemos trabajar para recuperar el equilibrio antiinflamatorio de nuestro cuerpo: toxinas, alimentación y emociones. Un cuerpo que deja de recibir toxinas puede absorber mejores nutrientes. Un cuerpo mejor nutrido puede repararse a sí mismo. Un cuerpo cuyos órganos funcionan tiene los recursos para dejar atrás sus traumas y cultivar emociones poderosas de bienestar. Un cuerpo y una mente plena tienen la capacidad de moverse adonde sea y de disfrutar al máximo los regalos que le hace la vida durante muchos años.

A partir de ahora, abraza tus síntomas, escúchalos y entiende lo que te dicen. Son tu señal más preciada de comunicación, porque el dolor vino a salvarte la vida.

Despídete del dolor haciendo cambios paso a paso, empieza por la alimentación. Incluye muchos vegetales en tu plato, de todos los colores. Cuantos más, mejor. Sigue adelante, paso a paso, cambiando tus hábitos. Me gustaría que estos cambios se convirtieran en tu estilo de vida, porque cuando tengas salud no desearás repetir patrones automáticos que dañan tu cuerpo. Este libro es tu primer ejercicio antiinflamatorio, y estoy segura de que pondrás en marcha una, dos o tres cosas de las que te recomiendo. O todo el libro..., ¡eso sería increíble!

Cuando vayas viendo cómo mejoras, tus victorias, cuéntamelo en las redes sociales, envíame un mensaje por Instagram: <https://www.instagram.com/carleme>.

TIENES UNA ENORME FORTALEZA INTERIOR, ERES UNA PERSONA MARAVILLOSA Y PUEDES CON ESTE RETO

Si sientes que necesitas más ayuda, que sabes lo que tienes que hacer pero te hace falta esa confianza que da ir de la mano de alguien que hizo el camino antes, tienes síntomas que no entiendes o necesitas el apoyo de una comunidad de personas como tú, te invito a formar parte de mis asesorías personalizadas, cursos guiados y talleres de desintoxicación.

Puedes tener más información en mi página web <carlamendezlosi.com> y en <https://carlamendezlosi.com/servicios/>.

AGRADECIMIENTOS

La mejor forma de finalizar este libro es practicando el hábito de la gratitud por lo que fue, por lo que es y por lo que será en el futuro.

Gracias a Daniel, mi esposo, que ha sido mi apoyo incondicional en la salud y en la enfermedad, en la oscuridad más profunda y en los rayos de luz. Por creer en mí cuando estaba perdida y por elevarme cuando me encontré a mí misma.

Gracias a mis padres, Isabel y Evaristo, que me han salvado la vida muchas veces, me han enseñado lecciones invalorables, y ahora es mi misión ayudarlos desde mi gratitud y mi amor.

Gracias a mi familia, mis hermanos, mis tíos y primos, que también han creído en este camino para sanar.

Gracias a Núria Oliveres, mi editora, por aparecer en el momento perfecto para que este libro naciera. Gracias por todas las sugerencias que hicieron de este libro una gran obra.

Gracias a Luis García, mi mentor literario, que me inspiró con su historia de superación y me llevó a creer que hay un camino para escribir nuestra historia desde el amor. Gracias, porque este libro ahora ayudará a miles de personas.

Gracias a cada una de mis clientas de todos estos años, que me han impulsado a ser mejor persona y a encontrar soluciones para seguir ayudando.

Gracias a los médicos, los terapeutas, los mentores y los amigos que me enseñaron a respirar, a dormir, a comer, a pensar, a rezar, a transformar la materia, a moverme, a amar, a ser bondadosa, a llorar y a reírme. Gracias por enseñarme a vivir sin límites.

Gracias a los libros que me dieron el tiempo y el espacio para reflexionar, mirar hacia dentro y creer que hay un mundo diferente donde podemos sanar.

Gracias a mi dolor, al cáncer, al miedo, a los efectos secundarios, a las inyecciones, a las pastillas y a mis traumas, porque me enseñaron lo que no era vivir y me salvaron la vida cuando lo necesitaba.

Gracias a mí misma, por mi tenacidad y mi fortaleza, y a mi cuerpo maravilloso, que sanó a pesar de los obstáculos y que sigue haciéndolo día a día.

Doy gracias por las horas que pasé escribiendo este libro, haciendo mi sagrado oficio. Devolviendo el conocimiento para que tú también puedas sanar.

Gracias a ti por creer en un camino diferente. Gracias por tu tiempo y tu amor.

Ha sido un extraordinario placer estar aquí contigo.

Creo en ti, y sé que puedes sanar.

Carla

NOTAS

1   Institute for Health Metrics and Evaluation (IHME), «Global Bur-
    den of Disease Study», 2020 en <https://www.healthdata.org/
    research-analysis/gbd>.

2   British Menopause Society, «Period pain», 2022, en <https://www.
    womens-health-concern.org/wp-content/uploads/2022/12/20-
    WHC-FACTSHEET-Period-Pain-NOV2022-B.pdf>.

3   Ley Orgánica 1/2023 de Salud Sexual y Reproductiva y de la In-
    terrupción Voluntaria del Embarazo, *Boletín Oficial del Estado*,
    2023.

4   Maleki, N., *et al.*, Brain «Her versus his migraine: Multiple sex dif-
    ferences in brain function and structure», *Brain*, 135, págs. 2546-
    2559, 2012.

5   Treede, R. D., *et al.*, «Chronic pain as a symptom or a disease: The
    IASP Classification of Chronic Pain for the International Classifi-
    cation of Diseases (ICD-11)», *Pain*, 160(1), págs. 17-29, 2019.

6   Gazzaruso, C., *et al.*, «Nutrition in the prevention and treatment
    of endometriosis: A review», *Front Nutr.*, 10, 2023.

7   Tervaert J. W. C., *et al.*, «Autoimmune/inflammatory syndrome
    induced by adjuvants (ASIA) in 2023», Autoimmun Rev., 22(5),
    103287, 2023.

8   Amadou-Diaw N., *et al.*, «Persistent, neuropathic-like trigeminal
    pain after dental implant loading», *J Clin Exp Dent.*, 14(2), 2022.

9   Bragée, B., *et al.*, «Signs of intracranial hypertension, hypermobil-
    ity, and craniocervical obstructions in patients with myalgic en-

cephalomyelitis/chronic fatigue syndrome», *Front Neurol.*, agosto de 2020.

10   Pasquini, L., *et al.*, «Gadolinium-based contrast agent-related toxicities», *CNS Drugs*, 32(3), págs. 229-240, 2018.

11   Cohen, S. P., *et al.*, «Chronic pain and infection: mechanisms, causes, conditions, treatments, and controversies», *BMJ Medicine*, 31(1), 2022.

12   Lipton, Bruce H., *La biología de la creencia*, Barcelona, Gaia, 2007.

13   Dispenza, J., *El placebo eres tú*, Barcelona, Urano, 2014.

14   Bjornevik, K., *et al.*, «Multiple sclerosis: Longitudinal analysis reveals high prevalence of Epstein-Barr virus associated with multiple sclerosis», *Science*, 375(6578), págs. 296-301, 2022.

15   Krssak, M., *et al.*, «Intramyocellular lipid concentrations are correlated with insulin sensitivity in humans: a 1 H NMR spectroscopy study», *Diabetologia*, 42(1), págs. 113-116, 1999.

16   Wright, N., *et al.*, «The BROAD study: A randomised controlled trial using a whole food plant-based diet in the community for obesity, ischaemic heart disease or diabetes», *Nutr Diabetes*, 7(3), 2017.

17   Huttenhower, C., *et al.*, «Structure, function and diversity of the healthy human microbiome», *Nature*, 486, págs. 207-214, 2012.

18   Bulsiewicz, Will, *El poder de la fibra*. Madrid, Gaia Ediciones, 2021.

19   Willett, W., *et al.*, «Food in the Anthropocene: the EAT — Lancet Commission on healthy diets from sustainable food systems», *The Lancet*, 393(10170), págs. 447-492, 2019.

20   Morris, M., *et al.*, «MIND diet slows cognitive decline with aging», *Alzheimer's and Dement*, 11(9), págs. 1015-1022, 2015.

21 Ornish, D., *et al.*, «Intensive lifestyle changes may affect the progression of prostate cancer», *J of Urology*, 174(3), págs. 1065-1069, 2005.

22 IARC-Lyon, «Red Meat and Processed Meat. 2018», en <https://publications.iarc.fr/Book-And-Report-Series/Iarc-Monographs-On-The-Identification-Of-Carcinogenic-Hazards-To-Humans/Red-Meat-And-Processed-Meat-2018>.

23 Buehring, G. C., *et al.*, «Bovine leukemia virus DNA in human breast tissue», *Emerg Infect Dis.*, 20(5), págs. 772-782, 2014.

24 Si R., *et al.*, «Egg consumption and breast cancer risk: A meta-analysis», *Breast Cancer*, 21(3), págs. 251-261, 2014.

25 Uribarri, J., *et al.*, «Dietary advanced glycation end products and their role in health and disease», *Advances in Nutrition*, 6(4), págs. 461-473, 2015.

26 Suez, J., *et al.*, «Personalized microbiome-driven effects of non-nutritive sweeteners on human glucose tolerance», *Cell*, 2022, en <https://www.cell.com/cell/pdf/S0092-8674(22)00919-9.pdf>.

27 Shimada, A., *et al.*, «Increased pain and muscle glutamate concentration after single ingestion of monosodium glutamate by myofascial temporomandibular disorders patients», *European Journal of Pain*, 20(9), págs. 1502-1512, 2016.

28 Mueller, T., *Extra Virginity*, Nueva York, W W Norton & Co Inc., 2011.

29 Estruch, R., *et al.*, «Primary prevention of cardiovascular disease with a mediterranean diet supplemented with extra-virgin olive oil or nuts», *New England Journal of Medicine*, pág. 378, 2018.

30 Bullo M., *et al.*, «Mediterranean diet and oxidation: Nuts and olive oil as important sources of fat and antioxidants», *Curr Top Med Chem.*, 11(14), págs. 1797-1810, 2011.

31   Palatini P., *et al.*, «CYP1A2 genotype modifies the association between coffee intake and the risk of hypertension», J Hypertens, 27(8), págs. 1594-1601, 2009.

32   Greger, M, y Stone, G., *How Not to Die*, Nueva York, Macmillan, 2016.

33   Kaartinen, K., *et al.*, «Vegan diet alleviates fibromyalgia symptoms», *Scand J Rheumatol.*, 29(5), págs. 308-313, 2000.

34   Mcdougall, J., *et al.*, J «Effects of a very low-fat, vegan diet in subjects with rheumatoid arthritis», *Altern Complement Med.*, 8(1), págs. 71-75, 2002.

35   Frazier, M., y Cheeke, R., *The Plant-Based Athlete*, Nueva York, HarperCollins, 2021.

36   Buettner, D, y Skemp, S. «Blue Zones: Lessons from the world's longest lived», *Am J Lifestyle Med.*, 10(5), págs. 318-321, 2016.

37   Gardner, C. D., *et al.*, «Maximizing the intersection of human health and the health of the environment with regard to the amount and type of protein», Nutr Rev., 77(4), págs. 197-215, 2019.

38   Nematgorgani, S., *et al.*, «B vitamins and their combination could reduce migraine headaches: A randomized double-blind controlled trial», *Curr J Neurol.*, 21(2), págs. 66-73, 2022.

BIBLIOGRAFÍA
DE INTERÉS

ALIMENTACIÓN BASADA EN VEGETALES ANTIINFLAMATORIA

Goldner, Brooke, *Goodbye Lupus*, Huston, CreateSpace Independent Publishing Platform, 2015.

Khambatta, Cyrus, y Robby Barbaro, *Mastering diabetes*, New York, Avery, 2020.

Williams, Anthony, *Medical Medium*, Arkano Books, Madrid, 2015.

—, *Médico médium: limpiar para sanar*, Arkano Books, Madrid, 2020.

REPROGRAMACIÓN EMOCIONAL DEL DOLOR

Gordon, Alan, y Alon Ziv, *Terapia para el dolor crónico*, Barcelona, Kairós, 2022.

Hamilton, David, *Cambia tu mente, sana tu cuerpo*, Barcelona, Diana, 2008.

Hay, Louise L., *Usted puede sanar su vida*, Barcelona, Urano, 1984.

Para revisar las más de doscientas noventa referencias bibliográficas usadas para hacer este libro, visita la página <https://www.despidetedeldolor.com/referencias/>.

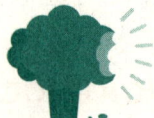